川　崎　病

龚方戚　花　旺　主编

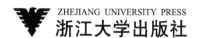

浙江大学出版社

图书在版编目(CIP)数据

川崎病 / 龚方戚，花旺主编. —杭州：浙江大学
出版社，2017.5
ISBN 978-7-308-16492-4

Ⅰ.①川… Ⅱ.①龚… ②花… Ⅲ.①小儿疾病—心
脏血管疾病—诊疗 Ⅳ.①R725.4

中国版本图书馆 CIP 数据核字(2016)第 299359 号

川崎病

龚方戚 花 旺 主编

责任编辑	张 鸽	
责任校对	陈静毅	王安安
封面设计	黄晓意	
出版发行	浙江大学出版社	

（杭州市天目山路 148 号 邮政编码 310007）

（网址：http://www.zjupress.com）

排 版	杭州星云光电图文制作有限公司
印 刷	浙江印刷集团有限公司
开 本	710mm×1000mm 1/16
印 张	12
字 数	200 千
版 印 次	2017 年 5 月第 1 版 2017 年 5 月第 1 次印刷
书 号	ISBN 978-7-308-16492-4
定 价	68.00 元

前　言

　　1967年,日本医生川崎富作首次报道了川崎病,由此拉开了人类对川崎病的认识和研究的大幕。目前,川崎病已成为儿内科的一种常见疾病,也取代风湿热成为儿童后天性心脏病的最常见病因。事实上,在浙江大学医学院附属儿童医院心血管内科,川崎病是除先天性心脏病之外最常见的病种。

　　在30多年的儿科从医从教生涯中,我深刻地体会到,临床经验丰富的医师对儿科疾病的把握不但要有广度,而且需要有深度。另外,作为一名医学科研工作者,必须努力站在学科前沿,将临床疑问和基础研究热点紧密结合。在临床实践、科研探索和研究生培养的过程中,我不断受到启发,并不断积累,编写一本川崎病专著的念头也渐渐萦绕心中。

　　近年来,我在川崎病的发病机制及临床诊治方面开展了广泛而深入的研究,四次获得了国家自然科学基金的资助（30872799,30973223,81270177,81670251）,同时获得了国家卫生部科研基金（WKJ-ZJ-020）、浙江省重大科技专项（2013C03043-1）、浙江省自然科学基金项目（Y207201）和浙江省公益技术应用研究项目（2011C23085）的资助。"川崎病发病机制、诊治及预后评价的综合研究"在2015年获得了浙江省医药卫生科技一等奖、浙江省科技进步二等奖和中华医学科技三等奖。

　　过去的两年时间里,我带领我的博士研究生花旺医生,投入了大量的时间和精力搜集整理资料,查阅了2000—2015年Pubmed上收录的2000多篇川崎病相关文献,并选出其中500多篇文章精读。于是,对川崎病有了更为系统性的深入认识,以此形成本书的基本内容。

　　全书共分十二章,分别介绍了川崎病的流行病学研究、病原体研究、病理研究、免疫发病机制、分子生物学研究、动物和细胞模型研究、临床特征分

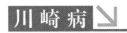

析、远期并发症、诊断相关研究进展、川崎病标记物研究进展、川崎病影像学以及川崎病治疗进展。著者希望本书的出版不仅能为临床医师评估、诊断和治疗川崎病提供参考，而且能为川崎病的基础研究提供新的思路，并且能引起对川崎病有兴趣的临床和基础研究人员的共鸣，发现更多的问题，推动川崎病的研究上一个新台阶，共同造福川崎病患儿。

感谢编辑耐心、细致的修改，使得本书以更加严谨、完美的形式呈现。同时也感谢上述科研基金的资助。

然而，由于编者学术水平有限，本书中尚存在一些不足和不妥之处，诚望读者批评指正。

最后，由衷感谢我的家人对我工作和生活上的支持。

龚方戚

2017 年 3 月 1 日于杭州

目　录

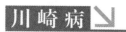

川崎病(Kawasaki disease,KD)是一种以全身血管炎为主要病变的急性自限性发热性疾病,主要累及中小动脉,尤其是冠状动脉。自从1967年日本川崎富作医生首次报道川崎病以来,人们对川崎病的认识逐渐加深。川崎病多发于5岁以下儿童,常见并发症为冠状动脉病变(Coronary arteries lesions,CAL),包括冠状动脉扩张(Coronary arteries dilation,CAD)或冠状动脉瘤(Coronary arteries aneurysm,CAA),后期则可发生冠状动脉狭窄或血栓,甚至发生心肌梗死。目前,川崎病已取代风湿热,成为儿童后天性心脏病的首位病因。2000年,美国4248例川崎病患者住院资料表明,患者平均发病年龄为2岁,5岁以下的占77%,平均住院费用高达10725美元[1],明显高于呼吸道合胞病毒(Respiratory syncytial virus, RSV)感染以及腹泻等住院患儿[2]。在1972—1998年,日本共有679例川崎病死亡病例,死亡率逐年下降至0.2%,除去个别年份外,总体呈下降趋势[3]。这表明,川崎病总体上是一种良性疾病。然而高额的住院费用及潜在的并发症表明,对川崎病的研究仍然任重而道远。本书对川崎病研究进展进行了全面综述。

参考文献

[1]Holman RC, Curns AT, Belay ED, et al. Kawasaki syndrome hospitalizations in the United States, 1997 and 2000 [J]. Pediatrics, 2003, 112 (3 Pt 1): 495-501.

[2]Belay ED, Holman RC, Maddox RA, et al. Kawasaki syndrome hospitalizations and associated costs in the United States [J]. Public Health Rep, 2003, 118(5): 464-469.

[3]Hayasaka S, Nakamura Y, Yashiro M, et al. Analyses of fatal cases of Kawasaki disease in Japan using vital statistical data over 27 years [J]. J Epidemiol, 2003, 13(5): 246-250.

第1章 流行病学研究

1.1 不同地区和国家流行病学特征

从表1-1可见,川崎病在日本的发病率最高,其次为韩国,且男性的发病率显著高于女性。目前,在我国尚缺乏全国性调查资料,但各省市流行病学调查结果表明,川崎病发病率逐年升高,这也与对川崎病认识的逐渐加深有关。在日本及西方国家,川崎病冬春季常见,夏秋季较少。与此不同,川崎病在我国的发病高峰期为春夏季,而秋冬季为发病低谷期。各国冠状动脉病变(CAL)发生率差异较大,这除与种族因素相关外,统计口径(包括川崎病发病阶段、冠状动脉病变定义等)因素对此也有明显影响。据报道,川崎病的再发率一般在1.40%～3.83%。

表1-1 不同国家和地区川崎病流行病学特征

国家或地区		年份(年)	每10万5岁以下儿童的发生率(%)	男女比	发病季节	CAL发生率(%)	再发率(%)
中国	北京[1]	2000－2004	40.90～55.10	1.83:1	春夏季为高峰期,12－1月为低谷期	20.60	1.40
	上海[2]	2003－2007	36.78～53.28	1.70:1	春夏季为高峰期	19.80	/
	台湾[3]	2003－2006	69.00	1.62:1	5－6月为高峰期,11－1月为低谷期	7.20	1.50
	吉林[4]	2000－2008	1.39～11.07	1.92:1	5－7月为高峰期,8－10月为低谷期	26.97	2.00
	四川[5]	1997－2001	4.26～9.81	1.62:1	3－5月为高峰期,9月低谷期	17.00	/
日本[6]		2007－2008	215.30～218.60	1.38:1	冬春季为高峰期,夏季为低谷期	11.00	3.50

续表

国家或地区	年份（年）	每10万5岁以下儿童的发生率（%）	男女比	发病季节	CAL发生率（%）	再发率（%）
日本[7]	2009—2010	206.20～239.60	1.32：1	冬春季为高峰期，夏季为低谷期	9.30	3.60
日本[8]	2011—2012	243.10～264.80	1.37：1	1月份为高峰期	9.30	3.50
韩国[9]	2009—2011	115.40～134.40	1.44：1	6、12月为高峰期，2、10月为低谷期	18.3	3.83
加拿大[10]	1995—2006	26.20	1.62：1	11—3月为高峰期，5—6月为低谷期	28.70	/
美国[11]	1994—2003	/	1.51：1	1—4月为高峰期，8—9月为低谷期	12.90	2.50
美国[12]	1997—2007	17.10～20.80	1.51：1	12—3月为高峰期，4—11月为低谷期	/	/
爱尔兰[13]	1996—2000	9.60～19.30	2.46：1	11—1月为高峰期，6—8月为低谷期	4.60	/
英国[14]	1998—2003	8.39	1.57：1	12—2月为高峰期，8—10月为低谷期	/	/
以色列[15]	1996—2009	4.00～8.00	1.70：1	1—4月为高峰期，7—8月为低谷期	2.90	/
丹麦[16]	1981—2004	4.50～5.00	1.58：1	11—1月为高峰期	2.30	/

　　Burns等[17]根据1970—2012年全球25个国家的数据，分析了川崎病全球发病的季节特点，结果表明：在北半球非热带区，川崎病的发病高峰在1—3月，约占全年的40%，低谷在8—10月；在热带区和南半球非热带区，川崎病的发病高峰在5—6月，约占全年的30%，而在2月、3月和10月发病最少。

1.2　种族因素

　　作为一个多种族国家，美国对川崎病种族发病差异做了大量研究。据夏威夷地区报道[18]，在1996—2006年，18岁以下的川崎病病例共528例，5岁以下的占84%，年发病率为45.5～56.5/10万5岁以下儿童，发病人群中亚太人占92%，日本裔＞夏威夷土著＞亚裔＞汉族＞白人（发病率分别为210.5、86.9、84.9、83.2和13.7/10万5岁以下儿童）。据圣地亚哥地

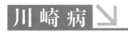

区报道[19],在 1994－1998 年,共有 169 例川崎病,发生率与月平均温度呈负相关,与月降水量呈正相关,亚太裔和拉丁裔高发。Kao 等[20]对圣地亚哥地区 1998－2003 年 318 例川崎病病例进行分析,结果表明川崎病年发病率为21.7/10 万 5 岁以下儿童,亚太裔、拉丁裔白人和白人发病率分别为 45.9、20.2 和 15.3/10 万 5 岁以下儿童。Porcalla 等[21]分析了美国华盛顿 1990－2002 年 202 例川崎病病例,发现 9％发生冠状动脉病变,其中 28％出现在12 月和 1 月;种族分布为非洲裔 54.3％(164 例),高加索 23.8％(72 例),亚太裔 9.6％(29 例),拉美裔 7.6％(23 例)和中东裔 4.6％(14 例);而非洲裔仅 2/164 发生冠状动脉病变,且热程短,有先天冠状动脉保护作用,这提示遗传基因可能参与川崎病发病。德克萨斯州报道了[22]330 例川崎病病例的种族发病率,其中亚裔、太平洋岛国居民、非西班牙裔黑人发病率最高。此外,Tremoulet 等[23]报道,与非菲律宾亚裔和非亚裔相比,菲律宾裔川崎病患者冠状动脉积分更高,冠状动脉动脉瘤发生率更高。

1.3　家族史

日本 1999－2008 年全国数据调查发现,407 例(占所有川崎病患儿的0.43％)川崎病患儿的父母有川崎病病史,且家族史阳性率逐年升高,因此对疑诊川崎病的儿童,应询问其父母有无川崎病病史[24]。日本第 16 次和第17 次全国川崎病数据调查表明,父母之中有川崎病病史的,其子女易患川崎病[OR6.94],且发病年龄较其父母的发病年龄要小,川崎病再发、静脉注射丙种球蛋白(IVIG)耐药和急性发病 1 月时冠状动脉病变发生率均升高[25]。日本第 16 次川崎病全国调查数据(1999.1－2000.12)[26]中共有 14163 例川崎病病例,其中 33 例患儿的父母(25 例为母亲,8 例为父亲)有川崎病病史;这些川崎病患儿的再发率和同胞川崎病发生率比无家族病史患儿高 5～6 倍。Dergun 等[27]回顾分析了圣地亚哥儿童医院和波士顿儿童医院川崎病患者家族成员的发病情况,有 9 个家庭出现双胞胎均发病的情况,9 个家庭出现2 代发病的情况,无明显遗传谱系,这可能是基因多态性导致的川崎病易感,因此在询问病史时应注意家族史。

1.4 气候因素

流行病学调查研究表明,气象学变化与川崎病发病相关。Rodo 等[28]分析了日本、夏威夷和圣地亚哥川崎病发病的季节变化及气象学资料,结果表明川崎病发病与大气流动相关,由此提示大气中的微生物可能参与川崎病发病。Checkley 等[29]对 1986—2003 年 700 例川崎病病例建立回归分析住院时间模型,表明芝加哥地区川崎病发病有季节性,1—3 月住院人数比 7—9 月多,1998 年川崎病住院人数高于往年平均值,当年 1—3 月平均温度比 1998 年平均温度高 3℃,这表明气候不典型变化影响川崎病,这可能与感染原相关。一个国际科研小组[30]对日本川崎病大暴发的1979 年、1982 年、1986 年发病人数较多时期的气流进行了分析,并对该病多发的 3 月份日本上空 2000~3000 米大气中的灰尘进行采集,发现微生物中念珠菌占 54%,分析推测该含微生物气流是从中国东北部产粮地区附近传输过去的。对日本 1987—2010 年的发病数据进行分析,也得出了同样的结论。

1.5 危险因素

Hayward 等[31]对美国华盛顿州 1987—2007 年 995 例川崎病患儿的出生情况进行了调查,在校正种族、性别及出生年月这些因素后,川崎病发生的危险因素有:母亲年龄>35 岁(OR1.65),母亲在国外(美国外)生育(OR1.36),胎源 B 族链球菌(GBS)定植(OR 0.51),小婴儿期有住院史(OR1.42),早期有细菌感染住院史(OR2.84),该情况提示早期感染可能与川崎病发病相关。我国台湾地区报道[32],在校正年龄、性别后,城市和农村的川崎病发病情况无显著性差异,提示城市化不是川崎病发病率增加的原因。对 22 例复发川崎病资料进行多变量回归分析[33],结果表明,发热时间长、血红蛋白降低和 AST 升高是川崎病复发的危险因素。但 Chahal 等[34]对 16 例再发川崎病的研究未发现川崎病再发相关危险因素。

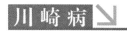

参考文献

[1]Du ZD, Zhao D, Du J, et al. Epidemiologic study on Kawasaki disease in Beijing from 2000 through 2004 [J]. Pediatr Infect Dis J, 2007, 26 (5): 449-451.

[2]Ma XJ, Yu CY, Huang M, et al. Epidemiologic features of Kawasaki disease in Shanghai from 2003 through 2007 [J]. Chin Med J (Engl), 2010, 123(19): 2629-2634.

[3]Huang WC, Huang LM, Chang IS, et al. Epidemiologic features of Kawasaki disease in Taiwan, 2003—2006 [J]. Pediatrics, 2009, 123 (3): e401-e405.

[4]Piao JH, Jin LH, Lv J, et al. Epidemiological investigation of Kawasaki disease in Jilin province of China from 2000 to 2008 [J]. Cardiol Young, 2010, 20(4): 426-432.

[5]Li XH, Li XJ, Li H, et al. Epidemiological survey of Kawasaki disease in Sichuan province of China [J]. J Trop Pediatr, 2008, 54(2): 133-136.

[6]Nakamura Y, Yashiro M, Uehara R, et al. Epidemiologic features of Kawasaki disease in Japan: results of the 2007—2008 nationwide survey [J]. J Epidemiol, 2010, 20(4): 302-307.

[7]Nakamura Y, Yashiro M, Uehara R, et al. Epidemiologic features of Kawasaki disease in Japan: results of the 2009—2010 nationwide survey [J]. J Epidemiol, 2012, 22(3): 216-221.

[8]Makino N, Nakamura Y, Yashiro M, et al. Descriptive epidemiology of Kawasaki disease in Japan, 2011—2012: from the results of the 22nd nationwide survey [J]. J Epidemiol, 2015, 25(3): 239-245.

[9]Kim GB, Han JW, Park YW, et al. Epidemiologic features of Kawasakidisease in South Korea: data from nationwide survey, 2009—2011 [J]. Pediatr Infect Dis J, 2014, 33(1): 24-27.

[10]Lin YT，Manlhiot C，Ching JC，et al. Repeated systematic surveillance of Kawasaki disease in Ontario from 1995 to 2006 [J]. Pediatr Int，2010，52(5)：699-706.

[11]Belay ED，Maddox RA，Holman RC，et al. Kawasaki syndrome and risk factors for coronary artery abnormalities：United States，1994－2003 [J]. Pediatr Infect Dis J，2006，25(3)：245-249.

[12]Holman RC，Belay ED，Christensen KY，et al. Hospitalizations for Kawasaki syndrome among children in the United States，1997－2007 [J]. Pediatr Infect Dis J，2010，29(6)：483-488.

[13]Lynch M，Holman RC，Mulligan A，et al. Kawasaki syndrome hospitalizations in Ireland，1996 through 2000 [J]. Pediatr Infect Dis J，2003，22(11)：959-963.

[14]Harnden A，Mayon-White R，Perera R，et al. Kawasaki disease in England：ethnicity，deprivation，and respiratory pathogens [J]. Pediatr Infect Dis J，2009，28(1)：21-24.

[15]Bar-Meir M，Haklai Z，Dor M. Kawasaki disease in Israel [J]. Pediatr Infect Dis J，2011，30(7)：589-592.

[16]Fischer TK，Holman RC，Yorita KL，et al. Kawasaki syndrome in Denmark [J]. Pediatr Infect Dis J，2007，26(5)：411-415.

[17]Burns JC，Herzog L，Fabri O，et al. Seasonality of Kawasaki disease：a global perspective [J]. PLoS ONE，2013，8(9)：e74529.

[18]Holman RC，Christensen KY，Belay ED，et al. Racial/ethnic differences in the incidence of Kawasaki syndrome among children in Hawaii [J]. Hawaii Med J，2010，69(8)：194-197.

[19]Bronstein DE，Dille AN，Austin JP，et al. Relationship of climate，ethnicity and socioeconomic status to Kawasaki disease in San Diego County，1994 through 1998 [J]. Pediatr Infect Dis J，2000，19(11)：1087-1091.

[20]Kao AS，Getis A，Brodine S，et al. Spatial and temporal clustering of Kawasaki syndrome cases [J]. Pediatr Infect Dis J，2008，27(11)：

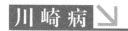
981-985.

[21]Porcalla AR, Sable CA, Patel KM, et al. The epidemiology of Kawasaki disease in an urban hospital: does African American race protect against coronary artery aneurysms [J]. Pediatr Cardiol, 2005, 26(6): 775-781.

[22]Coustasse A, Larry JJ 3rd, Migala W, et al. Kawasaki Syndrome in Texas [J]. Hosp Top, 2009, 87(3): 3-10.

[23]Tremoulet AH, Devera G, Best BM, et al. Increased incidence and severity of Kawasaki disease among Filipino-Americans in San Diego county [J]. Pediatr Infect Dis J, 2011, 30(10): 909-911.

[24]Uehara R, Yashiro M, Nakamura Y, et al. Parents with a history of Kawasaki disease whose child also had the same disease [J]. Pediatr Int, 2011, 53(4): 511-514.

[25]Uehara R, Yashiro M, Nakamura Y, et al. Clinical features of patients with Kawasaki disease whose parents had the same disease [J]. Arch Pediatr Adolesc Med, 2004, 158(12): 1166-1169.

[26]Uehara R, Yashiro M, Nakamura Y, et al. Kawasaki disease in parents and children [J]. Acta Paediatr, 2003, 92(6): 694-697.

[27]Dergun M, Kao A, Hauger SB, et al. Familial occurrence of Kawasaki syndrome in North America [J]. Arch Pediatr Adolesc Med, 2005, 159(9): 876-881.

[28]Rodo X, Ballester J, Cayan D, et al. Association of Kawasaki disease with tropospheric wind patterns [J]. Sci Rep, 2011, 1: 152.

[29]Checkley W, Guzman-Cottrill J, Epstein L, et al. Short-term weather variability in Chicago and hospitalizations for Kawasaki disease [J]. Epidemiology, 2009, 20(2): 194-201.

[30]Rodo X, Curcoll R, Robinson M, et al. Tropospheric winds from northeastern China carry the etiologic agent of Kawasaki disease from its source to Japan [J]. PNAS, 2014, 111(22): 7952-7957.

[31]Hayward K, Wallace CA, Koepsell T. Perinatal exposures and

Kawasaki disease in Washington State: a population-based, case control study [J]. Pediatr Infect Dis J, 2012, 31(10): 1027-1031.

[32]Chang WP, Wu SJ, Chang WC, et al. Population-based study of the association between urbanization and Kawasaki disease in Taiwan [J]. Sci World J, 2013, 2013: 169365.

[33]Yang HM, Du ZD, Fu PP. Clinical features of recurrent Kawasaki disease and its risk factors [J]. Eur J Pediatr, 2013, 172(12): 1641-1647.

[34]Chahal N, Somji Z, Manlhiot C, et al. Rate, associated factors and outcomes of recurrence of Kawasaki disease in Ontario, Canada [J]. Pediatr Int, 2012, 54(3): 383-387.

第2章 病原体研究

2.1 病 毒

超显微水平研究提示,病毒感染与川崎病发病相关。应用光镜和电镜检测急性川崎病患者的支气管纤毛上皮细胞,经免疫组化检测到球状体细胞核酸和蛋白质,电镜检测到包涵体;而对照组和非川崎病组患者均未检测到支气管纤毛上皮细胞[1]。用急性川崎病动脉组织 IgA 浆细胞合成抗体证实,支气管纤毛上皮细胞存在胞质包涵体,包涵体周围未见细胞角蛋白cage,肺组织可见干扰素(IFN)相关通路变化,未检测到已知病毒核酸序列,且电镜可检测到病毒样微粒聚集。此研究表明,川崎病包涵体可能是由病毒诱导,并推测有一种新型 RNA 病毒参与川崎病发病[2]。在 7 例川崎病死亡病例中,86%(6/7)经肺组织电镜检测细胞包涵体(ICI),比对照组[26%(7/27)]显著升高,核酸染色提示 ICI 内为 RNA;泛 RNA 病毒构成包涵体,导致支气管上皮和巨噬细胞持续感染[3]。

我国台湾地区报道,在 2004—2010 年间有 226 例川崎病患儿,并选取年龄性别匹配的健康儿童作为对照组,发现川崎病组病毒分离阳性率比对照组高(7.5% vs. 2.2%),同时病毒 PCR 检测阳性率高(50.4% vs. 16.4%),包括肠道病毒(16.8% vs. 4.4%)、腺病毒(8.0% vs. 1.8%)、人鼻病毒(26.5% vs. 9.7%)和人冠状病毒(HCoV)(7.1% vs. 0.9%)的阳性率均高于对照组,这些结果提示常见呼吸道病毒与川崎病发病相关[4]。Jaggi 等[5]比较发现,对于符合美国心脏协会(AHA)标准的川崎病患儿人腺病毒(HAdV)检出率为 8.8%(5/57),而不符合 AHA 标准的不完全性川崎病患儿人腺病毒的检出率为 25%(5/20),并且 HAdV 感染组滴度较川崎病合并感染组高,以此可用于区分腺病毒感染与川崎病合并腺病毒感染。但 Shike 等[6]应用 PCR 和抗体检测却未发现腺病毒及相关病毒与川崎病的发病有相关性。Shimizu 等[7]报道了急性川崎病患者鼻咽拭子人冠状病毒（HCoV）亚型 NL63/NH 检测情况，其 RT-PCR 检出阳性率为 2.1％(1/48)；PCR 检测呼吸道分泌物 HCoV-NH，川崎病组阳性率为 72.7％(8/11)，显著高于对照组[4.5％(1/22)]，提示 HCoV-NH 可能与川崎病发病相关[8]。但亦有报道用 PCR 检测鼻咽冲洗标本 HCoV-NL63，其中川崎病组 2/26 阳性，对照组 4/52 阳性，并无显著性差异[9]。Chang 等[10]对 53 例川崎病病例的血清、外周血单个核细胞（PBMC）、鼻咽吸出物、咽拭子和肛拭子标本进行 PCR 检测，结果显示 HCoV-NH 和 HCoV-NL63 均为阴性。Shirato 等[11]应用免疫荧光和病毒中和实验，在未接受 IVIG 治疗的川崎病患儿中检测 HCoV-NL63 以及 HCoV-229E 的两个亚株（ATCC-VR740 和 Sendai-H），发现在川崎病患儿中未检测出 HCoV-NL63 抗体，而 HCoV-229E 抗体阳性率升高，提示川崎病发病与 HCoV-229E 相关，而与 HCoV-NL63 关系不大。此外，还有研究用 PCR 检测鼻咽分泌物、血清和粪便标本中的人博卡病毒（HBoV），结果 31.3％(5/16)为阳性，提示 HBoV 可能参与川崎病发病[12]。Bajolle 等[13]报道了 32 例川崎病病例，其中在 3 例病例血清和 7 例病例鼻咽拭子中检测出 HBoV-DNA，且均发生在冬春季，恢复期有 4 例病例检出 IFNα，提示 HBoV 感染可能是川崎病发病的协同因素。值得注意的是，美国食品药品管理局（FDA）报道，1990－2007 年共有 97 例川崎病病例病史中接种过轮状病毒（RV）活疫苗，但都是散在发病，人群发病率低，表明 RV 活疫苗未见有增加川崎病发病的风险，现仍在持续监测中[14]。MacNeil 等[15]分析了美国纽约和加州两地资料，结果表明，RV 冬季多见，川崎病全年发病但在冬春季达高峰，因此其余病原体也可能影响川崎病发病分析结果。对 29 例川崎病患儿在 1 年内检测 EB 病毒抗体 5 次，结果 VCA-IgG 和 IgM 阳性率分别为 41.4％和 0％，有 1 例于 2 个月后出现 IgM 阳性。Lee 等[16]比较发现，有川崎病病史的患者的 EBNA-IgG 阳性率高，与对照组相比，EBV、巨细胞病毒（CMV）、单纯疱疹病毒（HSV）和带状疱疹病毒（HZV）血清抗体阳性率无显著性差异。

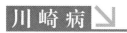

2.2　细　菌

Takeshita 等[17]对 20 例急性川崎病患者粪便中的肠微生物群组进行研究,发现乳杆菌(*Lactobacillus*)检出率下降(2/20 vs. 14/20),其余微生物属无变化。在 19 例川崎病病例空肠黏膜中分离出两类抗生素耐药菌,一类为 G^- 微生物(共分离出 13 株),能产生热休克蛋白(HSP),诱导促炎和抗炎介质分泌;另一类为 G^+ 球菌(共分离出 18 株),具有超抗原(SAgs)特征,诱导 Vβ2T 细胞体外扩增[18]。在 21 例川崎病病例和 20 例发热病例对照研究中,咽拭子分别检出 61 株和 62 株细菌,细菌谱无明显差异,总体和单个有丝分裂促进活性(Mitogenic activity)无明显差异,因此咽部细菌超抗原活性可能未参与川崎病发病[19]。美国南加州报道,相对于 7 价肺炎球菌结合疫苗(PCV7),PCV13 接种后川崎病的发生风险升高 1.94 倍(95% 可信区间 0.79－4.86),尽管可信区间有波动,但仍提出应进一步研究两者的相关性[20]。Vincent 等[21]对过去十余年流行病学文献资料进行分析,结果表明,川崎病在假结核病耶尔森菌感染疫区的发病率升高。在研究假结核病耶尔森菌与川崎病的关系时发现[22],感染组冠状动脉病变和 IVIG 耐药发生率均增加了 20%,假结核病耶尔森菌在 IVIG 耐药及川崎病冠状动脉病变中发挥了作用。另有一组资料纳入了 31 例川崎病和 60 例对照病例,检测血清假结核病耶尔森菌抗体发现,川崎病患儿抗体浓度高,抗体滴度与川崎病心肌炎显著相关[23]。Kusuda 等[24]应用液相色谱质谱分析,发现川崎病病例血清中含有生物膜源性分子,且与蜡样芽孢杆菌、枯草芽孢杆菌、假结核病耶尔森菌和金黄色葡萄球菌具有同源结构,说明感染参与川崎病发病。

2.3　肺炎支原体、衣原体及其他

Hammerschlag 等[25]用 PCR 方法检测了 5 例川崎病死亡患者的冠状动脉,并未发现肺炎支原体的核酸表达。在对 26 例川崎病病例(即川崎病组)的双份血清(IVIG 治疗前及治疗后一年)和 29 例对照组病例(即对照组)的研究中,用微量免疫荧光和免疫印迹检测肺炎衣原体抗体 IgG、IgA 和 IgM,结果川崎病组与对照组的阳性率无明显差异;治疗前的血清标本在相对分子质量为 72000～74000 和 74000～76000 处与肺炎衣原体蛋白反应更为明显,提示可能是 HSP,表明肺炎衣原体感染与川崎病发病关系不大[26]。另有研究报道了 13 例川崎病病例和 45 例门诊对照病例,还有川崎病家族成员对照,用 PCR 检测血、尿和咽拭子标本肺炎衣原体核酸,发现川崎病组肺炎衣原体 mRNA 无明显升高,因此无证据证明肺炎衣原体感染与川崎病相关[27]。立克次体是细胞内微生物,可侵犯血管内皮。为研究立克次体各种属与川崎病的关系,取双份血清进行抗体检测,结果表明川崎病与 *R. conorii*、*R. typhi*、*C. burnetii* 和 *E. phagocytophila* 感染无相关性,仅 1 例 15 月龄的患儿表现为急性 Q 热儿童 *C. burnetii* 抗体升高 4 倍[28]。此外,Sopontammarak 等[29]报道了对 48 例川崎病患者持续 4 年的登革热抗体监测数据,结果有 9 例(18.8%)显示阳性。

2.4　病原体感染与川崎病发病的关系

Jordan-Villegas 等[30]报道,在 8.8% 的川崎病患者中检测到了呼吸道病毒感染,且这些患者的冠状动脉病变发生率更高(42% vs. 14%),更多表现为不完全性川崎病(36% vs. 11%)。Benseler 等[31]报道了 1997 年 1 月—1998 年 12 月单中心 129 例典型川崎病病例感染病原体的情况,将这些病例分为病原阳性组(43 例,至少有 1 个确定的病原体)和病原阴性组(86 例),两组 IVIG 耐药和冠状动脉病变发生率无明显差异,表明川崎病可合并各种病原感染,但与 IVIG 耐药和冠状动脉病变发生无明显相关性。

参考文献

[1]Rowley AH，Baker SC，Shulman ST，et al. Cytoplasmic inclusion bodies are detected by synthetic antibody in ciliated bronchial epithelium during acute Kawasaki disease [J]. J Infect Dis，2005，192(10)：1757-1766.

[2]Rowley AH，Baker SC，Shulman ST，et al. Ultrastructural, immunofluorescence，and RNA evidence support the hypothesis of a "new" virus associated with Kawasaki disease [J]. J Infect Dis，2011，203

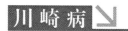

(7): 1021-1030.

[3]Rowley AH, Baker SC, Shulman ST, et al. RNA-containing cytoplasmic inclusion bodies in ciliated bronchial epithelium months to years after acute Kawasaki disease [J]. PLoS ONE, 2008, 3(2): e1582.

[4]Chang LY, Lu CY, Shao PL, et al. Viral infections associated with Kawasaki disease [J]. J Formos Med Assoc, 2014, 113(3): 148-154.

[5]Jaggi P, Kajon AE, Mejias A, et al. Human adenovirus infection in Kawasaki disease: a confounding bystander [J]. Clin Infect Dis, 2013, 56(1): 58-64.

[6] Shike H, Shimizu C, Kanegaye JT, et al. Adenovirus, adeno-associated virus and Kawasaki disease [J]. Pediatr Infect Dis J, 2005, 24(11): 1011-1014.

[7]Shimizu C, Shike H, Baker SC, et al. Human coronavirus NL63 is not detected in the respiratory tracts of children with acute Kawasaki disease [J]. J Infect Dis, 2005, 192(10): 1767-1771.

[8]Esper F, Shapiro ED, Weibel C, et al. Association between a novel human coronavirus and Kawasaki disease [J]. J Infect Dis, 2005, 191(4): 499-502.

[9]Dominguez SR, Anderson MS, Glode MP, et al. Blinded case-control study of the relationship between human coronavirus NL63 and Kawasaki syndrome [J]. J Infect Dis, 2006, 194(12): 1697-1701.

[10]Chang LY, Chiang BL, Kao CL, et al. Lack of association between infection with a novel human coronavirus (HCoV), HCoV-NH, and Kawasaki disease in Taiwan [J]. J Infect Dis, 2006, 193(2): 283-286.

[11]Shirato K, Imada Y, Kawase M, et al. Possible involvement of infection with human coronavirus 229E, but not NL63, in Kawasaki disease [J]. J Med Virol, 2014, 86(12): 2146-2153.

[12]Catalano-Pons C, Giraud C, Rozenberg F, et al. Detection of human bocavirus in children with Kawasaki disease [J]. Clin Microbiol Infect, 2007, 13(12): 1220-1222.

[13]Bajolle F, Meritet JF, Rozenberg F, et al. Markers of a recent bocavirus infection in children with Kawasaki disease: a year prospective study [J]. Pathol Biol (Paris), 2014, 62(6): 365-368.

[14]Hua W, Izurieta HS, Slade B, et al. Kawasaki disease after vaccination: reports to the vaccine adverse event reporting system 1990-2007 [J]. Pediatr Infect Dis J, 2009, 28(11): 943-947.

[15]MacNeil A, Holman RC, Yorita KL, et al. Evaluation of seasonal patterns of Kawasaki syndrome- and rotavirus-associated hospitalizations in California and New York, 2000 — 2005 [J]. BMC Pediatr, 2009, 9: 65.

[16]Lee SJ, Lee KY, Han JW, et al. Epstein-Barr virus antibodies in Kawasaki disease [J]. Yonsei Med J, 2006, 47(4): 475-479.

[17]Takeshita S, Kobayashi I, Kawamura Y, et al. Characteristic profile of intestinal microflora in Kawasaki disease [J]. Acta Paediatr, 2002, 91(7): 783-788.

[18]Nagata S, Yamashiro Y, Ohtsuka Y, et al. Heat shock proteins and superantigenic properties of bacteria from the gastrointestinal tract of patients with Kawasaki disease [J]. Immunology, 2009, 128(4): 511-520.

[19]Horita N, Yokota S, Fuse S, et al. The throat flora and its mitogenic activity in patients with Kawasaki disease [J]. Microbiol Immunol, 2004, 48(11): 899-903.

[20]Tseng HF, Sy LS, Liu IL, et al. Postlicensure surveillance for pre-specified adverse events following the 13-valent pneumococcal conjugate vaccine in children [J]. Vaccine, 2013, 31(22): 2578-2583.

[21]Vincent P, Salo E, Skurnik M, et al. Similarities of Kawasaki disease and Yersinia pseudotuberculosis infection epidemiology [J]. Pediatr Infect Dis J, 2007, 26(7): 629-631.

[22]Tahara M, Baba K, Waki K, et al. Analysis of Kawasaki disease showing elevated antibody titres of Yersinia pseudotuberculosis [J].

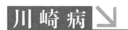
Acta Paediatr, 2006, 95(12): 1661-1664.

[23]Chou CT, Chang JS, Ooi SE, et al. Serum anti-Yersinia antibody in Chinese patients with Kawasaki disease [J]. Arch Med Res, 2005, 36 (1): 14-18.

[24]Kusuda T, Nakashima Y, Murata K, et al. Kawasaki disease-specific molecules in the sera are linked to microbe-associated molecular patterns in the biofilms [J]. PLoS ONE, 2014, 9(11): e113054.

[25]Hammerschlag MR, Boman J, Rowley AH. Failure to demonstrate Chlamydia pneumoniae in cardiovascular tissue from children with Kawasaki disease [J]. Pediatr Infect Dis J, 2001, 20(1): 76-77.

[26]Strigl S, Kutlin A, Roblin PM, et al. Is there an association between Kawasaki disease and Chlamydia pneumoniae [J]. J Infect Dis, 2000, 181(6): 2103-2105.

[27]Schrag SJ, Besser RE, Olson C, et al. Lack of association between Kawasaki syndrome and Chlamydia pneumoniae infection: an investigation of a Kawasaki syndrome cluster in San Diego County [J]. Pediatr Infect Dis J, 2000, 19(1): 17-22.

[28]Kafetzis DA, Maltezou HC, Constantopoulou I, et al. Lack of association between Kawasaki syndrome and infection with *Rickettsia conorii*, *Rickettsia typhi*, *Coxiella burnetii* or *Ehrlichia phagocytophila* group [J]. Pediatr Infect Dis J, 2001, 20(7): 703-706.

[29]Sopontammarak S, Promphan W, Roymanee S, Phetpisan S. Positive serology for dengue viral infection in pediatric patients with Kawasaki disease in southern Thailand [J]. Circ J, 2008, 72(9): 1492-1494.

[30]Jordan-Villegas A, Chang ML, Ramilo O, et al. Concomitant respiratory viral infections in children with Kawasaki disease [J]. Pediatr Infect Dis J, 2010, 29(8): 770-772.

[31]Benseler SM, McCrindle BW, Silverman ED, et al. Infections and Kawasaki disease: implications for coronary artery outcome [J]. Pediatrics, 2005, 116(6): e760-e766.

第3章　病理研究

病理研究进展推动了对川崎病发病机制和并发症的认识。日本于1958－2008年（总共50年）的尸检数据表明，有380例（占总尸检数的0.03%）发现有血管炎，其中一半是川崎病，其他包括结节性动脉炎、过敏性紫癜和大动脉炎（Takayasu arteritis）[1]。川崎病发病6～8天出现冠状动脉炎，表现为动脉全层炎症、结构受损、扩张，局部大量单核/巨噬细胞浸润；至发病25天，炎症细胞渐渐消退，不同部位的动脉损伤病理变化基本同步化[2]。4例川崎病在发病7～22天死亡，取心脏标本检测心外膜微血管和动脉瘤，结果嗜酸性粒细胞（EOS）所占比例分别为16%和3%。同时检测95例川崎病病例外周血EOS所占比例，结果高于发热对照组，表明外周血EOS可反映川崎病宿主免疫状态[3]。急性川崎病病例冠状动脉瘤和心肌组织中有显著炎症和新血管生成，发病2～3周后死亡病例的微血管密度最高，促进血管生成的蛋白表达水平高于抑制作用的蛋白表达水平。研究表明，新生血管在川崎病早期就已出现，有多种新生血管因子参与，新生血管表达与调节紊乱参与川崎病血管病变[4]。对6例15岁以上的川崎病合并冠状动脉病变死亡病例进行尸检，共检测到24个动脉位点，10个无瘤表现，7个仅轻度扩张，7例有冠状动脉瘤和血管再通，在1例39岁患者中发现有进展性动脉粥样硬化改变；无动脉瘤组动脉有新生增厚内膜，扩张组管腔扩张伴有血栓栓塞，动脉瘤组栓塞后可见血管再通、内膜增厚、部分阻塞；远期病理研究表明，有川崎病合并冠状动脉瘤病史的患儿有动脉粥样硬化的风险[5]。

另有研究报道了川崎病淋巴结肿大的特征，23例为颈淋巴结肿大，26例为其他部位淋巴结肿大；病理改变可见窦扩大、副皮质区扩大及坏死性改变，伴有被膜下和周围结缔组织明显的非化脓性炎症[6]。应用激光多普勒流式仪和毛细血管镜动力学检查检测川崎病患者的甲床，评估皮肤血流和微

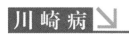

循环,结果发现川崎病患者热退期毛细血管形态异常,动静脉直径扩大,毛细血管间距增大,毛细血管环数减少,毛细血管流速下降且与冠状动脉直径呈负相关;而在恢复期,这些指标均恢复正常[7]。

病理研究表明,川崎病对心脏的损伤还表现在心肌细胞的损伤。29 例川崎病患者在急性发病 40 天内死亡,取心脏底部、中部和心尖组织病检,结果显示心肌间质可见大量分叶白细胞和单核细胞。无冠状动脉病变的患者在第 6 天就可见心肌炎性细胞浸润,到发病 10 天时最为明显,至 20 天渐消退;发病伊始,炎症为心脏弥散性分布,10 天后局限在心底和心包。在产生川崎病时,心肌炎早于冠状动脉炎,10 天达高峰,20 天缓解[8]。Yonesaka 等报道了 16 例川崎病病例两次心肌活检前后的比较结果(第一次心肌活检的年龄为 2～12 岁,第二次心肌活检的年龄为 4.9～16 岁),发现在早期多见心肌细胞变性、肥厚、炎性细胞大量浸润,后期多见炎性细胞浸润、间质纤维化、纤维束紊乱;电子显微镜显示后期有微血栓;瘤处活检无显著性差异[9]。

参考文献

[1] Takahashi K, Oharaseki T, Yokouchi Y, et al. A half-century of autopsy results——incidence of pediatric vasculitis syndromes, especially Kawasaki disease [J]. Circ J, 2012, 76(4): 964-970.

[2] Takahashi K, Oharaseki T, Yokouchi Y, et al. Kawasaki disease: basic and pathological findings [J]. Clin Exp Nephrol, 2013, 17(5): 690-693.

[3] Terai M, Yasukawa K, Honda T, et al. Peripheral blood eosinophilia and eosinophil accumulation in coronary microvessels in acute Kawasaki disease [J]. Pediatr Infect Dis J, 2002, 21(8): 777-781.

[4] Freeman AF, Crawford SE, Cornwall ML, et al. Angiogenesis in fatal acute Kawasaki disease coronary artery and myocardium [J]. Pediatr Cardiol, 2005, 26(5): 578-584.

[5] Takahashi K, Oharaseki T, Naoe S. Pathological study of postcoronary arteritis in adolescents and young adults: with reference to the relationship between sequelae of Kawasaki disease and atherosclerosis [J]. Pe-

diatr Cardiol，2001，22(2)：138-142.

［6］Yokouchi Y，Oharaseki T，Harada M，et al. Histopathological study of lymph node lesions in the acute phase of Kawasaki disease［J］. Histopathology，2013，62(3)：387-396.

［7］Huang MY，Huang JJ，Huang TY，et al. Deterioration of cutaneous microcirculatory status of Kawasaki disease［J］. Clin Rheumatol，2012，31(5)：847-852.

［8］Harada M，Yokouchi Y，Oharaseki T，et al. Histopathological characteristics of myocarditis in acute-phase Kawasaki disease［J］. Histopathology，2012，61(6)：1156-1167.

［9］Yonesaka S，Takahashi T，Eto S，et al. Biopsy-proven myocardial sequels in Kawasaki disease with giant coronary aneurysms［J］. Cardiol Young，2010，20(6)：602-609.

第4章 免疫发病机制研究

川崎病免疫发病机制在超抗原、体液免疫、细胞免疫和自身免疫方面得到了深入的研究。

4.1 超抗原

在川崎病的发病机制中,超抗原(SAgs)始终是研究热点。它是特异性VβTCR 的强刺激物,原发性血管炎组 CD4Vβ12、CD4Vβ17、CD8Vβ1 水平升高,而川崎病组 CD4Vβ2 T 细胞升高[1]。有报道在 45 例川崎病病例中分离出 25 株产超抗原的金葡菌/肺炎链球菌,这些菌株能产生人毒性休克综合征毒素 1(TSST-1)、金葡菌肠毒素 B(SEB)、金葡菌肠毒素 C(SEC)、金葡菌致热外毒素 B(SPEB)和金葡菌致热外毒素 C(SPEC)。川崎病患儿分离出菌株的阳性率比正常对照组高(56% vs. 35%)。SEB 和 SEC 不能诱导 Vβ2+T 淋巴细胞反应,与川崎病发病无关,除去这两种,在 45 例病例中仍有 20 株产 TSST-1 的金葡菌/产 SPEB/SPEC 的链球菌,仍较正常对照组高(44% vs. 19%),表明超抗原 TSST-1 和 SPEB/SPEC 可能参与川崎病发病[2]。Gupta-Malhotra 等[3]用葡萄球菌肠毒素(SE)和肺炎链球菌肠毒素(SPE)同源部分构建多肽,用于检测血清对应多肽抗体,研究纳入了川崎病急性期病例 30 例,恢复期 12 例,成人对照 10 例,儿童对照 19 例。结果发现,川崎病组 IVIG 在治疗前无改变,治疗后显著升高;与成人相比,川崎病儿童对SPE/SE/TSST-1 感染免疫反应较低下,产生抗毒素抗体水平较低下。Nomura 等[4]对 15 例 6 月龄以下的川崎病患儿应用 IVIG 前检测超抗原的抗体(TSST-1、SEB、SPEC、SPEA),发现 TSST-1 抗体水平较对照组明显升高,表明胎传抗体对小婴儿川崎病有保护作用,可以降低川崎病的发生率。对81 例 6 月龄以上的川崎病患儿(即川崎病组)和 88 例正常对照(即对照组)进行研究,发现川崎病组链球菌致热外毒素(SPEA)抗体滴度升高,且与川崎病的发病天数呈正相关。这表明,6 月龄以上的川崎病患儿和 6 月龄以下的川崎病患儿超抗原抗体谱不同,SPEA 可能参与 6 月龄以上患儿的川崎病发病[5]。

4.2　体液免疫、细胞免疫和自身免疫

Rowley 等[6]报道,在川崎病患儿组织中找到细胞内包涵体,说明抗原诱导的 IgA 反应参与川崎病发病。应用 RT-PCR,在 3 例川崎病死亡病例的血管组织 IgA 中分离出 VDJ 连接 α 基因,表明 IgA 为单克隆抗体,并提示由抗原诱导的免疫反应参与川崎病发病[7]。应用流式细胞仪测定川崎病外周血 B 淋巴细胞表面及细胞质内 IgA、IgM、IgD 和 IgG 的表达,并以发热和非发热组为对照,表明川崎病急性期 B 淋巴细胞 IgA 的表达水平显著下降,推测下降原因可能是 IgA 从外周血进入靶向组织,参与特异性 IgA 免疫反应[8]。Giordani 等[9]报道,10 例川崎病患者急性期外周血 CD19(＋)B 和 CD19(＋)/CD86(＋)活化 B 淋巴细胞显著增加,B 淋巴细胞更易出现 CpG 基序的寡核苷酸(CpG ODN)活化,分泌的 IgA 增多;IgM、IgG、IL-6 和 TNF-α 含量增加,IVIG 治疗后能恢复正常的 B 淋巴细胞水平;提示川崎病发病与感染原激活 B 淋巴细胞有关。对 12 例急性期川崎病病例(即川崎病组)、3 例败血症病例(即败血症组)和 12 例正常对照(即正常对照组)进行研究,用巨噬细胞分化成熟标记(PM-2K)单抗可区分外周血成熟巨噬细胞和单核细胞,发现川崎病组 8％外周血单个核细胞(PBMC)为 PM$^-$2K$^+$,CD14＋单核细胞中有 15％～20％为 PM$^-$2K$^+$,川崎病组和败血症组比例相似;PM$^-$2K$^+$ 单核细胞内过氧化物阳性颗粒比正常对照组少,而 PM$^-$2K$^-$ 单核细胞内过氧化物阳性颗粒比正常对照组多,研究表明川崎病急性期外周血单个核细胞部分分化为巨噬细胞[10]。Guo 等[11]报道,川崎病患儿血清 IL-17A 和 IL-6 水平较发热对照组升高,IVIG 治疗后下降,而 IVIG 治疗后第 3 天调节 T 细胞(Treg)表达的叉头状家族转录因子(FoxP3)水平明显升高,提示川崎病发病与自身免疫相关。Stagi 等[12]研究了 90 例川崎病病例(平均年龄为 5.2 岁),评估自身免疫性疾病(甲状腺炎和乳糜泻)的发病情况,结果共有 5 例病例检测到乳糜泻抗体而未检测出甲状腺炎相关抗体,川崎病史患儿乳糜泻发病增加,

而川崎病患儿家族自身免疫性疾病的发生率与对照组无显著性差异。Venkatraman等[13]分析了 21 例川崎病病例抗自身抗体谱,抗核抗体和抗甲状腺微粒体抗体的阳性检出率分别为9.5%和 23.9%。冠脉组织和体外培养冠脉平滑肌细胞发现[14]相对分子质量为 70000 的抗体(抗 IgA 和 IgM),川崎病合并冠状动脉病变组的阳性率和滴度更高,提示抗 70000 蛋白自身抗体可能参与冠脉血管炎的发生,这一发现可进一步明确自身抗体性质以用于临床评估。Kaneko 等[15]在川崎病病例血清的 69 个克隆生段中鉴定出 46 个抗原,最常见的是原肌球蛋白(Tropomyosin),其次为 T 丝束蛋白(T plastin)。

参考文献

[1]Brogan PA, Shah V, Bagga A, et al. T cell Vβ repertoires in childhood vasculitides [J]. Clin Exp Immunol, 2003, 131(3): 517-527.

[2]Leung DY, Meissner HC, Shulman ST, et al. Prevalence of superantigen-secreting bacteria in patients with Kawasaki disease [J]. J Pediatr, 2002, 140(6): 742-746.

[3]Gupta-Malhotra M, Viteri-Jackson A, Thomas W, et al. Antibodies to highly conserved peptide sequence of staphylococcal and streptococcal superantigens in Kawasaki disease [J]. Exp Mol Pathol, 2004, 76(2): 117-121.

[4]Nomura Y, Yoshinaga M, Masuda K, et al. Maternal antibody against toxic shock syndrome toxin-1 may protect infants younger than 6 months of age from developing Kawasaki syndrome [J]. J Infect Dis, 2002, 185(11): 1677-1680.

[5]Nomura Y, Masuda K, Yoshinaga M, et al. Possible relationship between streptococcal pyrogenic exotoxin A and Kawasaki syndrome in patients older than six months of age [J]. Pediatr Infect Dis J, 2003, 22(9): 794-798.

[6]Rowley AH, Baker SC, Orenstein JM, et al. Searching for the cause of Kawasaki disease——cytoplasmic inclusion bodies provide new insight [J]. Nat Rev Microbiol, 2008, 6(5): 394-401.

[7]Rowley AH, Shulman ST, Spike BT, et al. Oligoclonal IgA response in the vascular wall in acute Kawasaki disease [J]. J Immunol, 2001, 166(2): 1334-1343.

[8] Shingadia D, O'Gorman M, Rowley AH, et al. Surface and cytoplasmic immunoglobulin expression in circulating B-lymphocytes in acute Kawasaki disease [J]. Pediatr Res, 2001, 50(4): 538-543.

[9]Giordani L, Quaranta MG, Marchesi A, et al. Increased frequency of immunoglobulin (Ig) A-secreting cells following Toll-like receptor (TLR)-9 engagement in patients with Kawasaki disease [J]. Clin Exp Immunol, 2011, 163(3): 346-353.

[10]Ariga S, Koga M, Takahashi M, et al. Maturation of macrophages from peripheral blood monocytes in Kawasaki disease: immunocyto-chemical and immunoelectron microscopic study [J]. Pathol Int, 2001, 51(4): 257-263.

[11]Guo MM, Tseng WN, Ko CH, et al. Th17- and Treg-related cytokine and mRNA expression are associated with acute and resolving Kawasaki disease [J]. Allergy, 2015, 70(3): 310-318.

[12]Stagi S, Simonini G, Ricci L, et al. Coeliac disease in patients with Kawasaki disease. Is there a link [J]. Rheumatology (Oxford), 2006, 45(7): 847-850.

[13]Venkatraman R, Singh S, Minz RW. Study of the autoantibody profile after the acute phase of Kawasaki disease in a cohort of children from North India [J]. Rheumatol Int, 2006, 26(8): 693-696.

[14]Suzuki H, Muragaki Y, Uemura S, et al. Detection of auto-antibodies against a 70 kDa protein derived from vascular smooth muscle cells in patients with Kawasaki disease [J]. Eur J Pediatr, 2002, 161(6): 324-329.

[15]Kaneko M, Ono T, Matsubara T, et al. Serological identification of endothelial antigens predominantly recognized in Kawasaki disease patients by recombinant expression cloning [J]. Microbiol Immunol, 2004, 48(9): 703-711.

第5章 分子生物学研究

5.1 基　因

一个 DNA 微阵列分析研究了 23 例川崎病急性期病例(即川崎病组)和 18 例对照病例(即对照组,包括腺病毒感染、药物反应、猩红热三种疾病)外周血的基因表达,发现川崎病组血小板和中性粒细胞活化的相关基因表达较腺病毒感染或药物反应病例要高,但较猩红热病例低;川崎病组病例 B 细胞活化基因较对照组高,缺乏干扰素(IFN)诱导的基因表达。可见,DNA 微阵列可用于川崎病的鉴别诊断[1]。另外一组 DNA 微阵列研究分析了 20 例川崎病(急性、亚急性和恢复期)外周全血细胞基因表达谱,发现急性期原发免疫和促炎反应相关基因转录增加,而自然杀伤(NK)细胞和 CD8＋相关基因转录减少,急性期和稳定期转录子有明显变化;癌胚抗原相关细胞黏附分子(CEACAM1)升高与中性粒细胞、CRP 升高和 IVIG 耐药相关[2]。Ikeda 等[3]报道用 FCM、DNA 阵列、PCR 分析川崎病患儿外周血单个核细胞(PB-MC)的活化状态,有 5 个基因(NAIP、IPAF、S100A9、FCGR1A 和 GCA)上调,且均与原发免疫系统相关;川崎病急性期损伤相关分子谱(包括 S100A9 和 S100A12 基因)的表达较恢复期高,而 TNFα、IL-1β 和 IL-6 基因表达在川崎病组和正常对照组无显著性差异,川崎病组 PBMC 未见 TNFα、IL-10 和 INFγ 表达,表明川崎病发病中 PBMC 特异性活化,损伤相关分子谱基因表达上调,促进原发免疫反应,而促炎因子无变化。Xing 等[4]用 smar 软件包分析基因表达,发现对 IVIG 治疗有反应的川崎病患儿在急性期有 185 个基因上调,9 个基因下调,升高最为明显的是转铁蛋白受体蛋白 1、生长停滞和 DNA 损伤诱导 α、V-Myc 骨髓细胞瘤病毒癌基因同源物和 E2F 转录因子 1;

在恢复期,IVIG 治疗有反应组和无反应组均无显著性差异。Rowley 等[5]分析了死亡川崎病病例的冠脉组织,发现有 28 种 miRNA 表达升高,3 种 miRNA下降(包括 miR-1249,1260 和 195),冠脉组织中升高的 miR-223 和 miR-150 在外周血白细胞中高表达;但是在川崎病患儿血清中,这些 miRNA 的表达与正常对照组相比均无显著性差异。

5.2　蛋白质组学

在一项 IVIG 治疗川崎病前后蛋白质组学分析研究中,提取川崎病组和对照组血清蛋白进行 2D 电泳质谱分析,结果发现 29 个蛋白表达有差异,IVIG 治疗后恢复至接近正常,转甲状腺素(Transthyretin,TTR)蛋白可用作疗效监测指标;蛋白功能分析提示 IVIG 治疗川崎病的靶点在于免疫系统[6]。对川崎病病例的尿标本,Kentsis 等[7]运用质谱蛋白组学方法分析了 2000 个蛋白,发现血清和尿中肌动蛋白 C 和甲基多巴 A 水平明显升高;且在小鼠川崎病模型的病变冠状动脉中,甲基多巴 A 水平升高更明显。因此,这两个蛋白分子可用于诊断川崎病,提高检测的准确性。

5.3　靶向分子

Sakata 等[8]在 30 例川崎病病例、15 例无热对照病例及 25 例发热对照病例中,取血浆和 PBMC 测定基质金属蛋白酶(MMP)1、2、9 和基质金属蛋白酶组织抑制剂(TIMP)1、2,并且对川崎病合并冠状动脉病变死亡病例进行免疫组化检测。结果发现,川崎病急性期 MMP9 和 TIMP1 水平升高,MMP1、2 和 TIMP2 水平正常;川崎病合并冠状动脉病变病例的冠脉组织表达 MMP9 增多,川崎病病例血浆干预的人脐静脉内皮细胞(HUVEC)表达 MMP9 升高,IL-1、IL-6 和 TNFα 促进 MMP9 的表达,IFNγ 抑制 MMP9 的表达,单核细胞 MMP9 表达无变化。研究表明,内皮源性 MMP9 能引起川崎病血管损伤,且受细胞因子调控。Inoue 等[9]报道,川崎病急性期 MMP9 活性明显升高,血管紧张素转换酶抑制剂(ACEI)能有效抑制 MMP9 的活性,可预防川崎病冠状动脉瘤(尤其是对 IVIG 耐药的川崎病)。对 10 例急性川崎病病例（即川崎病组）和 10 例正常对照病例（即对照组）研究发现，川崎病组内皮祖细胞（EPC）数量增加，迁移、增殖和黏附活性下降，血 NO，TNFα 和 hs-CRP 水平升高，血 NO 与 EPC 数量呈正相关，血 TNFα 和 hs-CRP 与 EPC 功能呈负相关[10]。对 8 例川崎病死亡病例的冠状动脉做免疫组化，检测 TGFβ 通路、肌纤维母细胞和 Tregs，结果发现 TGFβ 可能诱导 Tregs 和募集促炎细胞，促进肌纤维母细胞的产生，介导动脉壁损伤和瘤形成，以及参与川崎病发病[11]。分别收集对 IVIG 有反应和对 IVIG 耐药的川崎病急性期组、恢复期组及正常对照组的资料，比较全血 RNA 转录因子谱，IVIG 耐药组急性期 IL-1 通路转录子水平升高（IL-1R，白介素受体相关激酶，P38MAPK），MMP8 转录子水平也升高，提示 IL-1 通路可预测川崎病炎症，也是治疗的靶点[12]。对 12 例川崎病病例的血浆和血小板的标记物进行分析，结果提示血小板活化标记升高（脱粒、分泌磷酸酰丝氨酸，红白细胞-血小板聚集），抗氧化能力下降，非对称二甲基精氨酸水平下降，可溶性 P 选择素/锚定蛋白水平增加；血小板分泌磷酸酰丝氨酸参与促凝，推测川崎病血管并发症与硝化应激（Nitrative stress）所引起的血小板活化、凋亡不全有关[13]。

参考文献

[1]Popper SJ，Watson VE，Shimizu C，et al. Gene transcript abundance profiles distinguish Kawasaki disease from adenovirus infection [J]. J Infect Dis，2009，200(4)：657-666.

[2]Popper SJ，Shimizu C，Shike H，et al. Gene-expression patterns reveal underlying biological processes in Kawasaki disease [J]. Genome Biol，2007，8(12)：R261.

[3]Ikeda K，Yamaguchi K，Tanaka T，et al. Unique activation status of peripheral blood mononuclear cells at acute phase of Kawasaki disease [J]. Clin Exp Immunol，2010，160(2)：246-255.

[4]Xing Y，Wang H，Liu X，et al. Exploring the genes associated with the response to intravenous immunoglobulin in patients with Kawasaki disease using DNA microarray analysis [J]. Exp Mol Pathol，2015，98

（1）：7-12.

[5]Rowley AH, Pink AJ, Reindel R, et al. A study of cardiovascular miRNA biomarkers for Kawasaki disease [J]. Pediatr Infect Dis J, 2014, 33 (12)：1296-1299.

[6]Zhang L, Jia HL, Huang WM, et al. Monitoring of the serum proteome in Kawasaki disease patients before and after immunoglobulin therapy [J]. Biochem Biophys Res Commun, 2014, 447(1)：19-25.

[7]Kentsis A, Shulman A, Ahmed S, et al. Urine proteomics for discovery of improved diagnostic markers of Kawasaki disease [J]. EMBO Mol Med, 2013, 5(2)：210-220.

[8]Sakata K, Hamaoka K, Ozawa S, et al. Matrix metalloproteinase-9 in vascular lesions and endothelial regulation in Kawasaki disease [J]. Circ J, 2010, 74(8)：1670-1675.

[9]Inoue N, Takai S, Jin D, et al. Effect of angiotensin-converting enzyme inhibitor on matrix metalloproteinase-9 activity in patients with Kawasaki disease [J]. Clin Chim Acta, 2010, 411(3-4)：267-269.

[10]Xu MG, Men LN, Zhao CY, et al. The number and function of circulating endothelial progenitor cells in patients with Kawasaki disease [J]. Eur J Pediatr, 2010, 169(3)：289-296.

[11]Shimizu C, Oharaseki T, Takahashi K, et al. The role of TGFβ and myofibroblasts in the arteritis of Kawasaki disease [J]. Hum Pathol, 2013, 44(2)：189-198.

[12]Fury W, Tremoulet AH, Watson VE, et al. Transcript abundance patterns in Kawasaki disease patients with intravenous immunoglobulin resistance [J]. Hum Immunol, 2010, 71(9)：865-873.

[13]Straface E, Gambardella L, Metere A, et al. Oxidative stress and defective platelet apoptosis in naive patients with Kawasaki disease [J]. Biochem Biophys Res Commun, 2010, 392(3)：426-430.

第6章 动物和细胞模型研究

6.1 干酪乳杆菌细胞壁提取物(LCWE)诱导小鼠模型

Lin 等[1]报道了 4 周龄 BALB/c 小鼠腹腔注射干酪乳杆菌细胞壁提取物(LCWE)(1mg/mL)的研究,在注射的第 1、3、7 和 14 天取血,其中在注射的第 7 和 14 天取冠状动脉;小鼠有血管炎表现,促炎因子 IL-2、IL-6、IL-10、MCP1 和 TNFα 水平升高,外周血 CD14＋单核细胞表达 Toll 样受体-2 (TLR-2)表达升高而 TLR-4 正常,与川崎病患儿有相同变化趋势,提示此小鼠模型发病机制与人类有相同之处。进一步研究表明[2],巨噬细胞 C 型凝集素样受体(Dectin-1)/酪氨酸(Syk)通路参与 LCWE 诱导的冠状动脉病变和细胞因子产生:LCWE 在体外可诱导巨噬细胞活化,使 IL-6、TNFα 和 MCP1 分泌增加,并伴有 Syk 活化以及 Dectin-1 和 TLR2 上调;在 BALB/c 小鼠体内注射 LCWE 能诱导 Dectin-1(＋)巨噬细胞浸入冠脉,在注射后第 14 天心肌表达 IL-6 和 MCP1;在体内抑制 Syk 能减轻 LCWE 诱导的动脉炎,在体内外抑制 Dectin-1 或 Syk 均能减少 LCWE 诱导的促炎因子分泌。还有研究表明[3],该模型小鼠外周血 CD4＋CD25＋Tregs 水平降低,IL-4 和 IFNγ 水平升高,用茯苓聚糖干预后可阻断这些变化,表明茯苓聚糖可改善免疫功能,上调 CD4＋CD25＋Tregs 水平,抑制 Th1 和 Th2 细胞炎症因子的分泌。Lau 等[4]在 LCWE 诱导的川崎病小鼠模型中,将胸腺嘧啶核苷掺入测定 T 细胞活化,结果表明 IVIG 可减轻免疫反应,下调 TNFα 表达,而阿司匹林(ASA)则不能;TNFα 是局部 MMP9 表达的先决条件。Blankier 等[5]报道了 LCWE 模型冠状动脉瘤形成的三个阶段,即 T 细胞活化增殖、促炎因子 TNFα 产生和弹性蛋白降解酶 MMP9 上调。他汀类药物(Statins)

除有降脂作用外,还有免疫调节作用。阿托伐他汀(Atorvastatin)剂量依赖性抑制超抗原诱导的淋巴细胞增殖,抑制 IL-2 和 TNFα(通过抑制 HMG-CoA 还原酶)表达,同时减少 TNFα 诱导的 MMP9 的产生,其机制可能为抑制 ERK 磷酸化,这表明他汀类药物对川崎病治疗可能产生有益的作用。Liu 等[6]在 C57BL/6 小鼠腹腔注射 LCWE 制作川崎病模型,结果发现,在注射第 14 和 56 天,外周血内皮祖细胞(EPC,CD34 和 Flk-1+,CD45-)减少,增殖、黏附和迁移功能受损,提示 EPC 减少,血管损伤修复机制受损。在此模型上进一步研究发现[7],在注射第 14 天出现冠状动脉病变,第 56 天出现弹性蛋白降解;体外扩增髓源 EPC 并将其静脉注射到小鼠体内干预,可见标记 EPC 融入损伤血管灶修复,第 56 天川崎病模型小鼠 EPC 下降明显,EPC 注射后循环 EPC 数量增加,功能改善,表明外源 EPC 可缓解川崎病血管损伤,减少动脉瘤的发生。在 LCWE 诱导的小鼠川崎病模型中,TNFα 通过调节 MMP9 活性参与弹性蛋白降解。Lau 等[8]证实,多西环素(一种具有MMP 抑制功能的抗生素)可抑制 T 细胞活化和 TNFα 的产生,它在体内还可减少 LCWE 干预小鼠弹性蛋白降解和丢失,改善冠脉预后,抑制炎症和炎症下游效应。Alvira 等[9]研究表明,LCWE 诱导小鼠川崎病模型第 2 天,TGFβ 信号通路上调并持续至第 14 天(炎症高峰期);第 42 天,模型小鼠冠状动脉内外弹力膜出现碎裂;在阻断转化生长因子(TGF)后,这一变化加剧,并出现血管中膜丢失,这与蛋白水解抑制减少、纤溶酶原激活物抑制因子-1(PAI-1)减少和 MMP9 升高有关;TGF 能通过抑制纤溶酶介导的MMP9 活化,减少弹性蛋白酶的降解,缓解血管损伤。在 LCWE 诱导的小鼠川崎病模型中,Lee 等[10]研究 IL-1β 和 Caspase-1 在冠状动脉炎中的作用发现,LCWE 诱导 IL-1β 成熟和分泌,这一过程依赖巨噬细胞胞内模式识别受体 P3(NLRP3)炎症小体;Caspase-1 或 IL-1 受体敲除可保护 LCWE 诱导的小鼠川崎病模型中的冠状动脉,每日注射 IL-1R 拮抗剂可预防 LCWE 小鼠冠状动脉病变;提示在 LCWE 模型中,Caspase-1 和 IL-1β 对冠状动脉病变有重要的作用。在重排活化基因1(RAG1)敲除小鼠、B 细胞缺失裸鼠和野生小鼠注射 LCWE 造模发现[11],RAG1(-/-)敲除小鼠无炎症表现,B细胞缺失裸鼠和野生小鼠分别有 100% 和 70% 发生冠状动脉病变;免疫组化检测到 F4/80(+)巨噬细胞、活化 MIDC-8(+)髓源树突状细胞(mDC)、类浆树突状细胞 DCs 和 CD3（＋）T 细胞，提示抗原介导 T 细胞参与冠脉炎症反应。在 C57BL/6 小鼠模型中检测心肌 MMP9 蛋白表达和酶活性发现[12]，冠脉局部炎症致弹性蛋白降解和动脉瘤形成，MMP9 活性增加，TNFα 促进血管平滑肌（SMC）分泌 MMP9；在 MMP9 敲除小鼠中，血管炎症持续存在，但无弹性蛋白降解，提示 LCWE/TNFα/MMP9 的血管损伤途径。还有研究报道了 NO 在冠脉炎中的作用[13]，给 DBA/2 小鼠注射 LC-WE，检测到冠脉含硝基酪氨酸，并发现血管周围炎主要是巨噬细胞参与，Western blot 证实心肌蛋白有特异性硝基化；心肌冰冻切片免疫组化显示，冠脉硝基酪氨酸阳性，NO 合成酶 2（NOS2）与其同步表达；表明 NO 通过其活性产物过氧亚硝酸盐（Peroxynitrite）和抗原标记物硝基酪氨酸（Nitroty-rosine），直接参与冠脉炎和动脉瘤的形成，而巨噬细胞是主要效应细胞。Chan 等[14] 报道 LCWE 小鼠受累冠脉 IFNγ 在转录和蛋白水平均显著升高，在注射第 3～7 天和第 28～42 天出现两次表达增加，第一次与冠脉炎性细胞浸润有关，第二次与血管壁破坏动脉瘤的形成有关；但敲除 IFNγ 表达，炎症反应无缓解，冠脉炎发生率无差别，IFNγ 敲除的淋巴细胞在应用 LCWE 处理后增殖更为明显；提示 IFNγ 调节免疫反应，参与冠脉炎，但不是必要条件。Duong 等[15] 报道了 LCWE 干预小鼠有超抗原介导反应的各种标志，原始 T 细胞显著增殖，非典型 MHC 限制性和超抗原呈递直接活化，不需要处理加工程序，TCRVβ 链依赖的 T 细胞活化，超抗原反应可直接引起冠脉损伤。Rosenkranz 等[16] 报道了 TLR2 或 MyD88 敲除小鼠骨髓源巨噬细胞对 LCWE 无反应，而 TLR4 敲除小鼠骨髓源巨噬细胞在 LCWE 处理后产生的 IL-6 增多；TLR4 敲除 C57BL/6 小鼠的冠脉炎症明显，TLR2 或 MyD88 敲除小鼠的冠脉无炎症；体内、体外研究提示，LCWE 通过 TLR2/MyD88 通路诱导冠脉炎。Hui-Yuen 等[17] 报道，在 LCWE 诱导小鼠模型中，阻断 TNFα 效应后可以缓解冠状动脉炎症，抑制弹性蛋白降解；依那西普（Etanercept）干预或肿瘤坏死因子受体 1（TNFRI）敲除小鼠不发生冠脉炎或冠脉瘤。这提示，TNFα 是冠脉炎发生的必要因子。给 apoE/LDL（－/－）小鼠注射 LCWE[18]，而后高脂喂养 8 周造模，与对照鼠相比，LCWE 注射小鼠的主动脉粥样斑块更大，脂质泡沫细胞更多，这与外周血 IL-12p40 亚体、INFγ 和 TNFα 等水平升高有关，而注射 IL-1Rα 可抑制 LCWE 诱导的血管炎，阻断动脉粥样硬化进展,提示在川崎病发病后,动脉易早期粥化。

6.2　白色念珠菌诱导小鼠模型

Ohno 等[19]研究了白色念珠菌水溶物(CAWS)诱导冠状动脉炎的小鼠种系差异:C57BL/6、C3H/HeN 和 DBA/2 小鼠冠状动脉炎的发生率为 100%,CBA/J 小鼠冠状动脉炎的发生率为 10%,DBA/2 小鼠冠状动脉炎最为严重并出现死亡;CAWS 敏感性小鼠 IL-6 和 IFNγ 水平升高,而 CAWS 耐受小鼠 IL-10 水平显著升高,TNFα 水平也升高,提示基因背景影响 CAWS 诱导免疫反应的程度,参与冠状动脉炎的发生。进一步研究发现[20], CAWS 可引起主动脉瓣和冠状动脉发生明显炎性改变,并且这与细胞因子有关;IL-6、IFNγ 和 TNFα 是促进因素,IL-10 是保护因素;同时发现,CAWS 是否有 β-1,2-甘露糖残基将影响造模的成功率。Takahashi 等[21]用白色念珠菌提取物在CD-1 小鼠连续腹腔注射 5 天,8 周后取标本,发现 66% 小鼠有动脉炎和增生性肉芽肿性炎症,伴有大量巨噬细胞、淋巴细胞、浆细胞和中性粒细胞浸润;CBA/JN、DBA/2N 和 BALB/cAnN 三系小鼠对白色念珠菌提取物耐受,C3H/HeN 和 C57BL/6N 小鼠对白色念珠菌提取物敏感;造模的敏感性与小鼠种系有关,而与组织相容性-2 基因座位无关。给 C57BL/6 小鼠注射 CAWS 5 天,而后研究人免疫球蛋白治疗的时间和剂量对冠脉炎的影响[22],5 周取冠状动脉和主动脉根部检测血管炎,结果发现从造模第 3 天或第 5 天起连续注射 5 天的方案可减轻血管周围炎,炎症范围减小,炎症程度减轻;从造模第 1 天起连续注射 5 天或在造模第 1 天或第 3 天注射 1 天等三种方案对血管炎均无缓解。Nakamura 等[23]用 CAWS 腹腔注射,发现小鼠血清甘露糖结合凝集素-A(MBL-A)水平渐升高,主动脉根部和冠状动脉可见 MBL-A 和 MBL-C,同时伴有 C3/C3 相关肽沉积。该试验表明,MBLs 可作用于组蛋白,进而活化 MBL 依赖补体通路(Lectin 通路),提示病原体可激活 Lectin 通路,引起或加重川崎病样血管炎。Oharaseki等[24]在小鼠腹腔注射白色念珠菌提取物,C3H/HeN 小鼠的动脉炎发生率为 71.1% (27/38),而 CBA/JN 小鼠无动脉炎表现(0%,0/27);动脉炎易感基因座位定位于 1 号染色体 D1Mit171 和 D1Mit245(基因图谱定位20.2cM),编码数

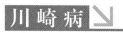

个炎症因子受体(IL-1R，TNFR)；在白色念珠菌提取物注射 24 小时内，IL-1β、IL-6 和 TNFα 水平升高，提示炎症因子及其受体相互作用，参与动脉炎的发生。进一步研究两种抗 TNFα 制剂——依那西普(Etanercept)和英夫利昔单抗(Infliximab)的干预效果[25]发现，依那西普可降低血管炎的发生率，缩小损伤面积和减轻炎症程度。在 CAWS 腹腔注射模型中，髓过氧化物酶(MPO)敲除小鼠可阻断血管炎的发生[26]。Yoshikane 等[27]证实，给 4 周龄 C57BL/6 小鼠注射 CAWS 后，在其冠状动脉、颈动脉、腹腔动脉、髂动脉和腹主动脉肉眼可见隆起病变；HE 染色可见炎性细胞浸润，弹力纤维层被破坏，中层平滑肌消失和内膜增厚；应激活化蛋白激酶(JNK)抑制剂 SP600125 可减轻 CAWS 所诱导的血管炎性改变。

6.3　其他制剂诱导动物模型

Grunebaum 等[28]研究了抗内皮细胞抗体(AECA)在川崎病中的作用，发现在川崎病急性期血清纯化 IgG-AECA 和 IgM-AECA 的 F(ab)2 片段能活化内皮细胞，促进 IL-6 分泌、黏附分子表达和单核细胞黏附至人脐静脉内皮细胞(HUVEC)；用川崎病 AECA 免疫 Balb/c 小鼠，3 个月后小鼠出现 AECA，后者也能促进能单核细胞黏附至内皮细胞，但并未出现冠脉炎表现，表明 AECA 可能仅与川崎病的一些临床症状有关。Nakamura 等[29]报道，在给小鼠注射卡介苗(BCG)4 周后，再注射细胞内分枝杆菌粗提物(cMI)，结果小鼠出现冠脉炎并伴有炎性细胞浸润；而若单一接种 BCG 或 cMI，则冠脉无炎症表现，这提示人体对分枝杆菌的免疫反应诱导对血管壁的自身免疫；BCG 注射后，TNFα、MCP1 和 IFNγ 生成增多。Philip 等[30]用马血清在雄性猪中制作冠脉炎模型，一组注射 5mL/kg 马血清，10 天后再注射 10mL/kg；另一组注射 10mL/kg 马血清，每 5 天注射 1 次，共 3 次。结果，模型猪中性粒细胞和血小板计数先下降后上升，均出现皮疹，并且注射 3 次组比注射 2 次组的皮疹更多，心超提示冠脉扩张；注射 14～60 天行冠脉组织学检查，提示血管炎性改变、内膜增殖、平滑肌坏死和血管炎性改变。Chun 等[31]在程序死亡因子-1(PD-1)敲除小鼠的腹部皮肤间隔 4 周皮内注射 BCG 2 次，第 2 次注射后 1 个月取标本检测，模型小鼠有发热 5 天以上、指端肿胀、尾脱皮、胆囊积液、冠脉炎性细胞集聚、内膜增殖；给 PD-1 敲除小鼠注射热休克蛋白（HSP）65，冠脉出现类似改变，在模型小鼠肝脏血管、肾动脉及胆囊动脉均可见炎症病灶。Dou 等[32]给兔子静脉注射胎牛血清蛋白 2 次（间隔 12 天），6 周后冠脉造影提示有左冠扩张和狭窄，经冠脉标本组织学检查发现炎性细胞浸润、白细胞迁移、内皮微粒退缩、内皮不完整、线粒体肿胀、内弹性膜损坏。这表明，胎牛血清蛋白造模与人川崎病相似，可导致弹性内膜破坏，这是瘤形成的关键因素，可作为研究模型。

6.4　细胞模型

在原代培养人冠状动脉内皮细胞（HCACE）时[33]，用 PCR 检测表明 TNFα 呈时间剂量依赖性诱导 ICAM-1、E 选择素和 MCP-1 表达，乙酰水杨酸可抑制其表达，NF-κB 参与调节，推测川崎病发病机制：免疫细胞趋化至炎症病灶，经过渗入和活性酶释放，影响血管重构，损伤内皮细胞，促进瘤形成。水杨酸不但可以退热和预防血栓，而且在川崎病炎症阶段还可下调黏附分子表达。Kudo 等[34]报道，用 1,25-二羟维生素 D_3（1,25-$OH_2 D_3$）预处理 HCAEC，可抑制 TNFα 诱导的 VCAM-1 表达和 IL-8 产生，调节炎症反应；进一步研究[35]用 PCR 和 Western blot 检测 HCAEC 细胞维生素 D 受体表达，用 1,25-二羟维生素 D_3 预处理 HCAEC，可抑制的 TNFα 诱导的 NF-κB 活化，抑制 TNFα 诱导的 E 选择素分泌，调节川崎病血管炎症反应。Kajimoto 等[36]在用前列腺素 E_2（PGE_2）刺激 HCACE 后，应用 PGE_2 受体（EP）激动剂或拮抗剂评估 EP 受体表达情况，结果 RT-PCR 检测表明细胞表达了 4 种 EP 受体，Western blot 证实细胞表达了 EP_1、EP_2 和 EP_3 受体，EP_2 和 EP_3 受体激动剂促进细胞表达活化 $β_1$ 整合素（$β_1$-Integrin）；EP_1、EP_2 和 EP_3 受体拮抗剂抑制 PGE_2 诱导的 $β_1$ 整合素表达，EP_2 受体的作用最强，表明 PGE_2 可能通过 EP_2 受体活化 HCACE 细胞 $β_1$ 整合素，进而调节炎症反应。Higashi 等[37]报道，川崎病合并冠状动脉病变患儿的血清和 IVIG 治疗前血清致 HUVEC 成血管活性而减弱，IVIG 治疗后改善；合并巨大冠状动脉瘤患儿的血清减弱作用更为明显，表明川崎病血清导致成血管活性减弱，而参与血管损伤。Inoue 等[38]用川崎病急性或恢复期血清与 HUVEC 培养,发现急性期血清 TNFα 水平升高,而 IL-1β 水平无显著性差异;急性期血清诱导细胞 ICAM-1 显著表达,但对 Fas 无影响;应用重组 TNFα 也可使 HUVEC 表达 ICAM-1 水平升高,同时,Fas 水平也升高,表明川崎病分泌 TNFα 可诱导内皮细胞 ICAM-1 表达,参与川崎病发病。Ichiyama 等[39]在人单核细胞株 U-937 中研究 IVIG 的作用机制,证实 IVIG 剂量依赖性抑制 U937 细胞 NF-κB 活化,抑制 NF-κB 抑制蛋白(IKB)降解,减少细胞膜 FcγR Ⅲ表达。Cheung 等[40]报道了川崎病血清体外培养巨噬细胞对 MCP-1、CCR2 和 iNOS mRNA的影响,发现川崎病合并冠状动脉病变组 MCP-1 水平显著升高,川崎病无冠状动脉病变组和川崎病合并冠状动脉病变组 CCR2 和 iNOS 水平升高,升高幅度与 hsCRP 和 LDL 呈正相关,与 HDL 呈负相关。这表明,基因诱导可能参与慢性炎症和早期粥样化。对脂多糖(LPS)干预的巨噬细胞以及体外培养的川崎病急性期外周血单个核细胞(PBMC)研究表明[41],Akt 抑制剂哌立福辛(Perifosine)可抑制两种细胞的 TNFα 生成,阻断 Akt 和 ERK/MAPK 通路,活化 AMPK 通路,这表明哌立福辛通过抑制 ERK 和活化 AMPK,可以减少巨噬细胞的 TNFα 分泌。

参考文献

[1]Lin IC, Kuo HC, Lin YJ, et al. Augmented TLR2 expression on monocytes in both human Kawasaki disease and a mouse model of coronary arteritis [J]. PLoS ONE, 2012, 7(6): e38635.

[2]Lin IC, Suen JL, Huang SK, et al. Dectin-1/Syk signaling is involved in Lactobacillus casei cell wall extract-induced mouse model of Kawasaki disease [J]. Immunobiology, 2013, 218(2): 201-212.

[3]Chu MP, Wang D, Zhang YY, et al. Pachyman treatment improves CD4＋CD25＋ Treg counts and serum interleukin 4 and interferon gamma levels in a mouse model of Kawasaki disease [J]. Mol Med Rep, 2012, 5(5): 1237-1240.

[4]Lau AC, Duong TT, Ito S, et al. Intravenous immunoglobulin and salicylate differentially modulate pathogenic processes leading to

vascular damage in a model of Kawasaki disease [J]. Arthritis Rheum, 2009, 60(7): 2131-2141.

[5]Blankier S, McCrindle BW, Ito S, et al. The role of atorvastatin in regulating the immune response leading to vascular damage in a model of Kawasaki disease [J]. Clin Exp Immunol, 2011, 164(2): 193-201.

[6]Liu JF, Du ZD, Chen Z, et al. Endothelial progenitor cell down-regulation in a mouse model of Kawasaki disease [J]. Chin Med J (Engl), 2012, 125(3): 496-501.

[7]Chen Z, Du ZD, Liu JF, et al. Endothelial progenitor cell transplantation ameliorates elastin breakdown in a Kawasaki disease mouse model [J]. Chin Med J (Engl), 2012, 125(13): 2295-2301.

[8]Lau AC, Duong TT, Ito S, et al. Inhibition of matrix metalloproteinase-9 activity improves coronary outcome in an animal model of Kawasaki disease [J]. Clin Exp Immunol, 2009, 157(2): 300-309.

[9]Alvira CM, Guignabert C, Kim YM, et al. Inhibition of transforming growth factor beta worsens elastin degradation in a murine model of Kawasaki disease [J]. Am J Pathol, 2011, 178(3): 1210-1220.

[10]Lee Y, Schulte DJ, Shimada K, et al. Interleukin-1beta is crucial for the induction of coronary artery inflammation in a mouse model of Kawasaki disease [J]. Circulation, 2012, 125(12): 1542-1550.

[11]Schulte DJ, Yilmaz A, Shimada K, et al. Involvement of innate and adaptive immunity in a murine model of coronary arteritis mimicking Kawasaki disease [J]. J Immunol, 2009, 183(8): 5311-5318.

[12]Lau AC, Duong TT, Ito S, et al. Matrix metalloproteinase 9 activity leads to elastin breakdown in an animal model of Kawasaki disease [J]. Arthritis Rheum, 2008, 58(3): 854-863.

[13]Adewuya O, Irie Y, Bian K, et al. Mechanism of vasculitis and aneurysms in Kawasaki disease: role of nitric oxide [J]. Nitric Oxide, 2003, 8(1): 15-25.

[14]Chan WC, Duong TT, Yeung RS. Presence of IFN-gamma does not

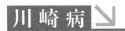
indicate its necessity for induction of coronary arteritis in an animal model of Kawasaki disease [J]. J Immunol, 2004, 173(5): 3492-3503.

[15]Duong TT, Silverman ED, Bissessar MV, et al. Superantigenic activity is responsible for induction of coronary arteritis in mice: an animal model of Kawasaki disease [J]. Int Immunol, 2003, 15(1): 79-89.

[16]Rosenkranz ME, Schulte DJ, Agle LM, et al. TLR2 and MyD88 contribute to Lactobacillus casei extract-induced focal coronary arteritis in a mouse model of Kawasaki disease [J]. Circulation, 2005, 112(19): 2966-2973.

[17]Hui-Yuen JS, Duong TT, Yeung RS. TNF-alpha is necessary for induction of coronary artery inflammation and aneurysm formation in an animal model of Kawasaki disease [J]. J Immunol, 2006, 176(10): 6294-6301.

[18]Chen S, Lee Y, Crother TR, et al. Marked acceleration of atherosclerosis after Lactobacillus casei-induced coronary arteritis in a mouse model of Kawasaki disease [J]. Arterioscler Thromb Vasc Biol, 2012, 32(8): e60-e71.

[19]Ohno N. Murine model of Kawasaki disease induced by mannoprotein-beta-glucan complex, CAWS, obtained from Candida albicans [J]. JPN J Infect Dis, 2004, 57(5): S9-S10.

[20]Ohno N. A murine model of vasculitis induced by fungal polysaccharide [J]. Cardiovasc Hematol Agents Med Chem, 2008, 6(1): 44-52.

[21]Takahashi K, Oharaseki T, Wakayama M, et al. Histopathological features of murine systemic vasculitis caused by Candida albicans extract—an animal model of Kawasaki disease [J]. Inflamm Res, 2004, 53(2): 72-77.

[22]Takahashi K, Oharaseki T, Yokouchi Y, et al. Administration of human immunoglobulin suppresses development of murine systemic vas-

culitis induced with Candida albicans water-soluble fraction: an animal model of Kawasaki disease [J]. Mod Rheumatol, 2010, 20(2): 160-167.

[23]Nakamura A, Okigaki M, Miura N, et al. Involvement of mannose-binding lectin in the pathogenesis of Kawasaki disease-like murine vasculitis [J]. Clin Immunol, 2014, 153(1): 64-72.

[24]Oharaseki T, Kameoka Y, Kura F, et al. Susceptibility loci to coronary arteritis in animal model of Kawasaki disease induced with Candida albicans-derived substances [J]. Microbiol Immunol, 2005, 49(2): 181-189.

[25]Oharaseki T, Yokouchi Y, Yamada H, et al. The role of TNF-alpha in a murine model of Kawasaki disease arteritis induced with a Candida albicans cell wall polysaccharide [J]. Mod Rheumatol, 2014, 24(1): 120-128.

[26]Su HS, Nahrendorf M, Panizzi P, et al. Vasculitis: molecular imaging by targeting the inflammatory enzyme myeloperoxidase [J]. Radiology, 2012, 262(1): 181-190.

[27]Yoshikane Y, Koga M, Imanaka-Yoshida K, et al. JNK is critical for the development of Candida albicans-induced vascular lesions in a mouse model of Kawasaki disease [J]. Cardiovasc Pathol, 2015, 24(1): 33-40.

[28]Grunebaum E, Blank M, Cohen S, et al. The role of anti-endothelial cell antibodies in Kawasaki disease— *in vitro* and *in vivo* studies [J]. Clin Exp Immunol, 2002, 130(2): 233-240.

[29]Nakamura T, Yamamura J, Sato H, et al. Vasculitis induced by immunization with Bacillus Calmette-Guerin followed by a typical mycobacterium antigen: a new mouse model for Kawasaki disease [J]. FEMS Immunol Med Microbiol, 2007, 49(3): 391-397.

[30]Philip S, Lee WC, Liu SK, et al. A swine model of horse serum-induced coronary vasculitis: an implication for Kawasaki disease [J].

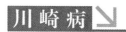
Pediatr Res, 2004, 55(2): 211-219.

[31]Chun JK, Jeon BY, Kang DW, et al. Bacille Calmette Guerin (BCG) can induce Kawasaki disease-like features in programmed death-1 (PD-1) gene knockout mice [J]. Clin Exp Rheumatol, 2011, 29(4): 743-750.

[32]Dou J, Li H, Sun L, et al. Histopathological and ultrastructural examinations of rabbit coronary artery vasculitis caused by bovine serum albumin: an animal model of Kawasaki disease [J]. Ultrastruct Pathol, 2013, 37(2): 139-145.

[33]Chua PK, Yanagihara R, Melish ME, et al. Modulation of adhesion molecules and monocyte chemoattractant protein by tumor necrosis factor-alpha and salicylic acid in primary human coronary artery endothelial cells [J]. Cell Mol Biol, 2003, 49(7): 1157-1166.

[34]Kudo K, Hasegawa S, Suzuki Y, et al. 1 alpha, 25-Dihydroxyvitamin D(3) inhibits vascular cellular adhesion molecule-1 expression and interleukin-8 production in human coronary arterial endothelial cells [J]. J Steroid Biochem Mol Biol, 2012, 132(3-5): 290-294.

[35]Suzuki Y, Ichiyama T, Ohsaki A, et al. Anti-inflammatory effect of 1 alpha, 25-dihydroxyvitamin D(3) in human coronary arterial endothelial cells: Implication for the treatment of Kawasaki disease [J]. J Steroid Biochem Mol Biol, 2009, 113(1-2): 134-138.

[36]Kajimoto M, Ichiyama T, Ueno Y, et al. Enhancement of activated beta1-integrin expression by prostaglandin E2 via EP receptors in isolated human coronary arterial endothelial cells: implication for the treatment of Kawasaki disease [J]. Inflamm Res, 2009, 58(4): 224-228.

[37]Higashi K, Terai M, Hamada H, et al. Impairment of angiogenic activity in the serum from patients with coronary aneurysms due to Kawasaki disease [J]. Circ J, 2007, 71(7): 1052-1059.

[38]Inoue Y, Kimura H, Kato M, et al. Sera from patients with Kawasaki disease induce intercellular adhesion molecule-1 but not Fas in human

endothelial cells [J]. Int Arch Allergy Immunol，2001，125（3）：250-255.

[39]Ichiyama T，Ueno Y，Hasegawa M，et al. Intravenous immunoglobulin inhibits NF-κB activation and affects Fcγ receptor expression in monocytes/macrophages [J]. Naunyn Schmiedebergs Arch Pharmacol，2004，369(4)：428-433.

[40]Cheung YF，Karmin O，Tam SCF，et al. Induction of MCP1，CCR2，and iNOS expression in THP-1 macrophages by serum of children late after Kawasaki disease [J]. Pediatr Res，2005，58(6)：1306-1310.

[41]Shen J，Liang L，Wang C. Perifosine inhibits lipopolysaccharide （LPS）-induced tumor necrosis factor （TNF）-α production via regulation multiple signaling pathways：new implication for Kawasaki disease （KD） treatment [J]. Biochem Biophys Res Commun，2013，437(2)：250-255.

第7章 临床特征分析

对川崎病临床特征较为详细的分析将有助于全面认识和早期准确诊断川崎病。

7.1 回顾性病例分析

美国一个多中心研究[1]收集了2002—2004年8个医学中心发病4~10天的川崎病病例共198例,研究川崎病除主要诊断标准外的其他非特异性临床表现,将10%及以上患者出现的症状定义为相关症状。结果表明,易激、呕吐、食欲缺乏、咳嗽、腹泻、流涕、乏力、腹痛、关节痛的发生率分别为50%、44%、37%、28%、26%、19%、19%、18%和15%;有61%的患者出现一个或多个消化道症状,35%的患者有一个或多个呼吸道症状。结果表明,川崎病患者多见非特异性症状,应重视非特异性症状以减少延迟诊断。新奥尔良地区报道[2]1993—2004年有88例川崎病病例,其中非洲裔发病人数较高加索人少,7例病例IVIG耐药,冠状动脉病变的发生率为17%,Hb<10g/dL及多形性皮疹与冠状动脉病变相关。奥罗拉地区回顾分析了[3]2007—2011年的210例川崎病病例,冠状动脉病变的发生率为27%(57/210)。其中,首次超声心动图发现冠状动脉病变的有81%(46/57),发病10天内发现冠状动脉病变的有80%(37/46),超声心动图发现冠状动脉病变的平均时间为发病后第7天。在首次超声心动图发现冠状动脉病变的46例病例中,IVIG耐药的发生率为28%(13/46),54%(25/46)为完全性川崎病;川崎病合并冠状动脉病变大多在初次超声心动图检查中发现。因此,早期诊断和治疗可减少冠状动脉瘤的发生,对可疑病例可早期行超声心动图检查。加拿大Sick儿童医院回顾分析了[4]1997年1月—2002年12月共414例川崎

病患者关节受累情况,发现:关节受累患者有31例,其中55%(17/31)为单关节炎,45%(14/31)为多关节炎;88%为IVIG有反应;与无关节受累的川崎病相比,关节受累川崎病的炎症指标更高,但冠状动脉病变和IVIG耐药的发生率相似,大多数不需要特殊治疗。印度南部报道了[5]2002—2006年56例川崎病病例,其中唇舌改变、淋巴结炎最为常见(86%),18%的病例为不典型改变,并将其分为超声心动图正常组和超声心动图异常组,超声心动图异常组(27例)CRP更高,但两组临床和实验室参数相似。印度北部医院收集了[6]1994年1月—2006年4月共97例川崎病病例,其中年龄大于5岁组有38例(即大年龄组),年龄小于5岁组有59例(即小年龄组):①平均诊断天数,大年龄组为11.2天,小年龄组为10.8天,无显著性差异;②大年龄组肢端脱皮,关节炎显著较多;小年龄组更常见结膜炎、口腔改变、淋巴结和肝大,但无显著差异;③小年龄组手足红肿显著多,血红蛋白水平降低更为明显;④两组炎症指标和冠状动脉病变无显著性差异,表明该区域大年龄组多见,临床谱不一样,但冠状动脉病变无显著性差异。印度Chandigarh地区分析了[7]1994—2008年196例川崎病病例的特征,其中4例为冠状动脉病变,2例为二尖瓣反流;15岁以下儿童的发病率从1994年的0.51/10万儿童增加到2007年的4.54/10万;发病月份分布,最高峰在10月份,第二个高峰在5月份,低谷为2月份。伊斯坦布尔报道[8]在2002—2010年间共有35例完全性川崎病病例,其在冬季多见,最常见的症状除发热和结膜充血外,还有口唇变化,9例病例的冠状动脉病变在发病8个月后全部消退。智利报道的[9]2001—2007年786例18岁以下的川崎病病例,在晚冬和春季(8—11月)住院率较高,3月份为小高峰,且2005—2007年川崎病住院率较2001—2004年增加了47%(5岁以下儿童住院率)。在巴西Almeida等报道的[10]125例川崎病病例中,22%首诊为川崎病,其余首诊为细菌感染(60%)、病毒感染(12%)、风湿性疾病(4%)或接种疫苗不良反应(2%)等;冠状动脉病变的发生与年龄、性别、临床标准和初次IVIG时间无显著相关性。希腊分析了[11]2004—2011年49例川崎病病例的临床特征,结果表明,男女比为27∶22,IVIG治疗时间平均为发病后6.5天,7例病例有IVIG耐药,17例有冠状动脉病变,15例在发病后8周消退,另2例出现冠状动脉瘤。法国报道了[12]1995—2006年39例完全性川崎病病例(即完全性川崎病组)和20例不完全

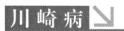

性川崎病病例(即不完全性川崎病组),完全性川崎病组多见肢端变化、结膜炎和皮疹,少见冠状动脉病变,ALT、GGT 指标更高,脓尿多见(45.4% vs. 30.8%)但无显著性差异,2 例出现葡萄膜炎,余指标无显著性差异。一项多中心研究回顾分析了[13]意大利北部地区 250 例川崎病病例,其中 16.4% 为不完全性川崎病,21.6% 仅用阿司匹林(ASA),IVIG 组冠状动脉病变发生率为 27.0%(53/196),未用 IVIG 组冠状动脉病变发生率为 13.0%(7/54),有一例死亡,大多冠状动脉病变消退,共有 20 例持续 1 年。意大利一项单中心研究分析了[14]1990—2009 年 32 例川崎病病例接受 IVIG(2g/kg,分 5 天或 1 天)治疗,5 例(入院时 CRP 高)出现 IVIG 耐药,5 例出现冠状动脉病变;冠脉病变与 IVIG 耐药和 IVIG 剂量无相关性,在 12 月龄以下的患者中发生率高。2013 年,波兰报道了[15]38 例川崎病病例,其中 80% 的年龄小于 5 岁,29% 为不完全性川崎病,26% 出现冠状动脉病变(7 例消退,1 例部分消退);治疗延迟 1 天,冠状动脉病变发生率增加近 1.5 倍(OR1.45);发病 10 天后,治疗冠状动脉病变的发生率增高近 9 倍(OR8.99);冠状动脉病变组与无冠状动脉病变组的年龄、性别和实验室指标无显著性差异。澳大利亚分析了[16]西部地区 1979—2009 年的发病情况,在 353 例川崎病病例中,34 例(9.6%)为不完全性川崎病,男女比为 1.7:1,2005 年的年发病率最高(15.7/10万 5 岁下儿童),293 例(83%)接受 IVIG 治疗,282 例接受超声心动图检查,其中 47 例(16.7%)有冠状动脉病变,19 例(6.8%)有冠状动脉瘤。Lai 等[17]回顾分析了 2000—2010 年 145 例川崎病卡介苗(BCG)接种部位反应情况,接种部位红肿(BCG+)有 46 例(31.7%),比较 BCG+组和 BCG—组发现,BCG+组年龄更小,白细胞、血小板和血钾水平更高,LDL 水平更低,IVIG 治疗前热程和总热程更短;多因素分析表明,年龄是唯一与 BCG 反应相关的因素,表明 BCG+可用作小年龄川崎病病例的辅助诊断,尤其是年龄小于 6 月龄组。Barone 等[18]比较了 23 例完全性川崎病、13 例不完全性川崎病和 7 例腺病毒感染病例,结果发现,川崎病结膜炎、杨梅舌、肛周脱皮和肢端改变较腺病毒感染病例多见,脓尿、白细胞、红细胞沉降率(ESR)、血小板和 ALT 水平升高多见,白蛋白水平降低;腺病毒感染病例多见化脓性结膜炎和渗出性咽炎;快速抗原检测可检测腺病毒,敏感性为 100%。

7.2　主要症状和不典型症状

7.2.1　主要症状群

Shiozawa 等[19]对 24 月龄以下和 24 月龄以上的两组川崎病病例各主要症状的出现和消退时间点进行分析,发现 24 月龄以上组的川崎病病例出现淋巴结肿大症状的时间较 24 月龄以下组早(平均 2.6 天 vs. 3.8 天);67% 的 24 月龄以上组的首个症状是淋巴结肿大,只表现为一个主要症状持续平均 2.8 天;24 月龄以下组较多见多形皮疹,且出现时间早(2.8 天 vs. 4.2 天),首个症状出现后到确诊川崎病的时间也较早(2.1 天 vs. 3.2 天);认识年龄相关的临床表现谱有助于及时准确诊断川崎病。Nomura 等[20]比较了 121 例有 6 个主要症状的川崎病病例和 86 例有 5 个主要症状的川崎病病例资料,结果有 6 个主要的症状的川崎病病例的中性粒细胞比例和总胆红素水平高,血钠水平低,IVIG 耐药多见(17% vs. 5%);有 6 个主要症状的川崎病病例出现 IVIG 耐药的风险高(OR5.3),进行年龄、中性粒细胞和总胆红素较正后,OR 仍高达 4.4。了解川崎病患者主要症状的数量对病情严重程度的评估有帮助。

7.2.2　颈部淋巴结

Kao 等[21]分析了 14 例首发为颈淋巴结炎的川崎病病例,其中 5 月龄以下的有 5 例,5 月龄以上的有 8 例,确诊为川崎病的时间平均为发病后 8.2 天,有 3 例出现冠状动脉病变,经验性抗生素使用均无效,对于这样的病例要注意考虑川崎病的可能。Kubota 等[22]报道,29 例川崎病仅有发热和淋巴结肿大,而 107 例川崎病作为对照组,发现仅有发热和淋巴结肿大的川崎病组年龄大、热程长、CRP 和中性粒细胞碱性磷酸酶活性(NAP)升高;两组性别、白细胞、血小板、血红蛋白、白蛋白水平、IVIG 耐药、冠状动脉病变和住院时间均无显著性差异;表明仅有发热和淋巴结肿大川崎病组的炎症指标高,但对预后无影响。Sung 等[23]报道了 1994—2000 年的 696 例川崎病病例,结果发现:5% 的病例在发病 8 周出现冠状动脉病变;24% 出现颈淋巴结肿大,与

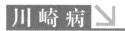

年龄相关,而与冠状动脉病变无相关性;无淋巴结肿大组被确诊为川崎病的时间较迟;经 IVIG 治疗后,两组的热退时间无差别。Yanagi 等[24]收集了14 例仅有发热和淋巴结肿大的川崎病病例,并收集了 24 例淋巴结炎(抗生素治疗有效)病例作对照,研究发现,将年龄＞5 岁,中性粒细胞计数＞10000/mL,CRP＞7.0mg/dL,AST＞30U/L 各定义为 1 项指标:则有 3～4 项指标者被诊断为仅有发热和淋巴结肿大的川崎病病例的敏感性和特异性分别为 78％和 100％;只有 0～1 项指标者均未进展为川崎病。

7.2.3　肢端改变

Gulhan 等[25]分析 33 例川崎病病例发现,在发热后,平均 7.5 天出现甲周脱皮,发热 14 天有 42.4％患者出现脱皮,在发病 8 天内有冠状动脉病变的占 50％。圣地亚哥 Rady 儿童医院进行回顾性分析发现[26],甲周脱皮症状早期易被忽略,应用光学放大镜检查可减少漏诊和延迟诊断的发生。值得注意的是,Patrizi 等报道[27]11 例川崎病儿童出现无症状肢端红斑,而后有明显脱皮,但其中 10 例检出 A 组β溶血性链球菌,8 例自然消退,随访 3 例出现皮疹再发,表明对于脱皮症状要注意相关鉴别诊断。Michie 等[28]对259 例川崎病病例长期随访,11％出现再次脱皮,且与上呼吸道感染相关,而与川崎病再发无关。再次脱皮在川崎病合并冠状动脉病变中较少出现,而在鼻葡萄球菌定植患者中较常见,这可能与感染毒素相关。此外,印度的Pal 等[29]还报道了 40 例川崎病病例,其中有 29 例病例出现指甲颜色改变。橙棕色指甲变化可能是川崎病的临床特征,但也可能是其他风湿和非风湿疾病的症状。

7.2.4　不典型症状

川崎病临床表现多样,因此对川崎病不典型症状的研究同样重要。Zulian 等[30]报道,10/219 例(4.6％)川崎病患者有急腹症主诉(包括一些消化道症状),尽管 IVIG 及时治疗,但仍有 5 例出现冠状动脉病变。Eladawy等[31]报道,7 例腹痛和发热患者在被诊断为川崎病前因胃肠道症状而至门诊就诊,临床特征均为男性,平均年龄为 9.7 岁,其中 1 例出现冠状动脉病变,2 例为 IVIG 耐药。因此,在对反复发热、有胃肠道表现的患者进行鉴别诊断时,也要考虑到川崎病的可能。Ibanez-Alcalde 等[32]报道,3/31 例(9.7％)川崎病患者出现胆汁淤积,但无胆囊、胆管异常;临床症状改善后,胆汁淤积消退。有研究表明,川崎病低钠情况与炎症程度相关[33]。其中,川崎病伴低钠血症患者 51 例(即低钠血症组,血钠浓度<135mmol/L),血钠正常病例组 63 例,低钠血症组多见冠状动脉病变和脱水,热程长,多见脓尿和血尿,钾、氯、总胆固醇水平更低,CRP 和 ALT 水平更高。Mori 等[34]根据抗利尿激素分泌异常综合征(SIADH)诊断标准[血钠<135mmol/L,血渗透压<280mOsm/(kg·H_2O),尿钠>20mmol/L,尿渗透压>100mOsm/(kg·H_2O)],报道了 39 例川崎病患者,其中 27 例有低钠血症,11 例有 SIADH;经 IVIG 治疗后,22 例低钠血症和 10 例SIADH患者的症状得到改善。SIADH 是低钠的常见原因,需加强水钠管理。Moriya 等[35]回顾分析了 69 例川崎病患者的胸片检查结果,其中 57 例可见支气管血管周围影(肺门影),对其中 29 例进行了随访,有 25 例的支气管血管影消失,胸片表现与临床表现无明显相关性。因此,对川崎病急性期,应注意有无支气管血管周围影。Tona 等[36]回顾性分析 278 例川崎病病例,发现有 3.6％(10/278)的病例增强 CT 显示咽后软组织肿胀,首发症状均为发热和颈部淋巴结肿大,其中 7 例首次诊断为化脓性淋巴结炎,3 例首次诊断为咽后壁脓肿,提示对于发热、颈部淋巴结肿大和咽壁脓肿患者,要注意考虑川崎病的可能。

7.3　年龄特征

川崎病发病有明显的年龄特征。Chuang 等[37]报道了 1994—2004 年 3 月龄及以下的川崎病病例 25 例,各症状的发生率分别为唇舌改变84％,结膜炎 80％,皮疹 68％,淋巴结 28％,肢端改变 24％。其中,6 例为完全性川崎病,19 例为不完全性川崎病;80％出现冠状动脉病变,1 例为中等大小冠状动脉瘤;1 年随访只有 1 例冠状动脉病变未消退,无死亡和再发病例。Liu 等[38]报道了 6 月龄以下的川崎病病例,与大年龄组相比,在 10 天内多见不完全性川崎病,总胆固醇、血红蛋白和白蛋白水平更低,血小板水平更高,冠状动脉病变更多见,而颈淋巴结肿大少见。我国台湾地区报道了[39]1994—2003 年共 120 例川崎病病例(6 月龄以下的病例有 20 例),小年龄组与大年龄

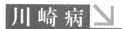
组相比,胆囊积液少见(0% vs. 16%),白细胞(21740/mm³±11706/mm³ vs. 11830/mm³±4390/mm³)、血小板[(483±393)×1000/mm³ vs. (355±138)×1000/mm³)]和甘油三酯(138mg/dL±77.5mg/dL vs. 107mg/dL±17mg/dL)水平更高,血红蛋白水平更低(9.98g/dL±1.25g/dL vs. 10.8g/dL±1.37g/dL),不完全性川崎病(35% vs. 12%)和冠状动脉病变(65% vs. 19%)多见,IVIG应用时间更迟,临床预后更差。西班牙Moreno等[40]回顾分析了1992—2006年25例典型川崎病婴儿病例的情况,其平均发病月龄为10个月,24例接受IVIG治疗,其中7例发生IVIG耐药;6例发生冠状动脉病变;在典型川崎病婴儿病例中,冠状动脉病变的发生率高。Tseng等分析了[41]10年共273例川崎病病例,其中48例(17.5%)为婴儿,临床主要表现和发生率分别如下:发热100%,肢端改变91.6%,皮疹89.6%,结膜炎89.6%,口唇黏膜改变89.6%,无淋巴结肿大;婴儿易发生不完全性川崎病,超声心动图有助于诊断。Kim等[42]报道了2006—2007年185例川崎病病例,按年龄分为6月龄以下组、6月龄~5岁和5岁以上组三组,冠状动脉病变的总发生率为9%,各年龄组间的冠状动脉病变发生率和不完全性川崎病比例无差别。Lee等[43]分析了1999—2003年三组川崎病病例,A组(6月龄及以下)10例、B组(6月龄~5岁)114例和C组(5岁及以上)12例,发现C组患者均有淋巴结肿大,B组和A组淋巴结肿大的发生率分别为64%和50%;C组和B组冠状动脉病变的发生率分别为42%和17%;C组中性粒细胞水平高;A组血红蛋白和总蛋白水平低。结果表明,不同年龄的川崎病病例,临床表现不同,大年龄组炎症反应更明显,冠状动脉受累较多。Manlhiot等[44]报道了1374例川崎病病例,据年龄分组发现,1岁以下组和9岁以上组的冠状动脉病变发生率高,9岁以上组接受IVIG治疗的比例低,表明在两个年龄极端的川崎病患者并发症较常见。Stockheim等[45]报道了8岁及以上的川崎病病例28例,其临床特征以男性、白人多见,延迟诊断比例高,非典型症状、体征多,冠状动脉病变的发生率为21%。武汉Cai等[46]报道了2004—2010年113例川崎病病例(20例病例的年龄为5岁以上,为大年龄组),比较发现,大年龄组总热程长,典型症状(除颈淋巴结外)出现更迟,颈淋巴结肿大比小年龄组更常见(85.0% vs. 51.6%),ESR更高(85.92%vs.67.27%),冠状动脉病变和IVIG耐药的发生率更高(60.0%

vs. 32.2%)。

7.4　不完全性川崎病

到目前为止,川崎病的诊断仍主要依据临床表现,症状不典型可导致临床诊断和治疗延迟。因此,有必要深入认识不完全性川崎病。

我国台湾地区 Hsieh 等[47] 报道,在 1989—1998 年,15%(20/132)为不完全性川崎病,男女比例为 1.9∶1,25%(5/20)有冠状动脉病变。Singh-Grewal 等[48] 报道,在 2000—2002 年,38%(17/45)为不完全性川崎病病例(定义为少于 4 个主要标准),其发病年龄较小,IVIG 耐药的发生率为 26.7%,出现冠状动脉病变的病例占 27.3%(两组无显著性差异);随访12 例病例,只有 2 例冠状动脉病变持续。Baer 等[49] 报道了 1998—2003 年共 100 例川崎病病例。其中,首次超声心动图发现冠状动脉病变的有 44 例,概率为 44%(31 例为冠状动脉扩张,13 例为冠状动脉瘤);不完全性川崎病病例接受 IVIG 治疗的时间延长(10 天 vs. 7 天),冠状动脉病变的发生率高(37% vs. 6%)。意大利研究者[50] 报道了 178 例不完全性川崎病病例(即不完全性川崎病组)、50 例不典型川崎病病例(即不典型川崎病组)和 71 例发热对照者(即对照组)。其中,不完全性川崎病被定义为发热 5 天以上,符合 4 条以下主要标准与心超冠脉受损表现;不典型川崎病被定义为发热 5 天以上,符合 4 条以下主要标准与其他器官受累表现(包括:胃肠道症状,如腹痛、肝损伤和胆囊积液;呼吸道症状,如肺炎;中枢神经系统症状,如无菌性脑炎、周围性面神经麻痹和感音性神经性耳聋;生殖泌尿系统症状,如血尿、尿道炎;肌肉骨骼系统症状,如关节炎)。与对照组相比,不完全性川崎病组和不典型川崎病组多见黏膜改变、结膜炎、肢端改变、肛周脱皮,CRP 和血小板水平也更高。泰国 Sittiwangkul 等[51]分析了 2001 年 1 月—2009 年 12 月共 208 例川崎病病例(其中,61 例病例为不完全性川崎病,即不完全性川崎病组;其余为完全性川崎病组)。比较两组发现,不完全性川崎病组比完全性川崎病组的男性比例高(74% vs. 59%),诊断时发病时间更迟(9 天 vs. 7 天),延迟诊断多见(>10 天,21% vs. 10%),冠状动脉病变更多见(38% vs. 25%)但无显著性差异,冠状动脉瘤显著增多(10% vs. 1%),其余指标

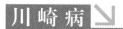
相似。印度 Vijayan 等[52]报道了 12 例不完全性川崎病病例(即不完全性川崎病组)和 17 例完全性川崎病病例(即完全性川崎病组),两组冠状动脉病变的发生率分别为 91.7％(11/12)和 41.2％(7/17)。而这 18 例冠脉损伤病例中,有 11 例不符合美国心脏协会 2004 年推荐的完全性川崎病标准,表明不完全性川崎病是冠状动脉病变的高危因素。日本第 17 次全国调查 15857 例川崎病病例的结果表明[53],83.9％为完全性川崎病病例,16.1％为不完全性川崎病病例(符合 4 条及以下的标准,不论有无冠状动脉瘤),两组病例发生冠状动脉病变的概率分别为 14.2％和 18.4％;符合 4 条诊断标准的川崎病病例发生冠状动脉病变的概率为 18.1％,符合 1～3 条诊断标准的川崎病病例发生冠状动脉病变的概率为 19.3％;在所有发生冠状动脉病变的病例中,符合 4 条诊断标准的病例占 14％,符合 1～3 条诊断标准的病例占 6％;提示不完全性川崎病不是轻度川崎病,对于好发年龄外的患者更要做出早期诊断。加拿大 Sick 儿童医院分析了[54]1990－2007 年共 217 例不完全性川崎病病例(即不完全性川崎病组)和 738 例完全性川崎病病例(即完全性川崎病组)的资料。结果表明,不完全性川崎病组比完全性川崎病组的平均诊断时间更长(7 天 vs. 6 天),接受 IVIG 治疗的比例更低(86％ vs. 96％),冠状动脉病变的发生率无显著性差异(13％ vs. 11％);两组患者人口学特征、临床和实验室参数大部分无显著性差异;两种川崎病是同一种疾病的不同表现,仅是症状数量不同而已。

7.5 川崎病休克综合征

Dominguez 等[55]分析了在 ICU 住院治疗的 14 例川崎病病例(即 ICU 组),并以同季节川崎病未入 ICU 治疗的为对照(即对照组,两组的病例数之比为 1∶3)。这些川崎病患者入住 ICU 的原因为脓毒性休克,13 例在治疗前符合完全性川崎病的诊断标准。ICU 组与对照组相比,年龄无显著性差异;ICU 组的女性比例更高,血小板和白蛋白水平更低,CRP 水平更高,IVIG 治疗时间更迟,IVIG 耐药更多发。另一研究[56]报道了 11 例入住 ICU 的川崎病病例,其入住 ICU 的主要原因为中度休克,其中 8 例伴有多器官功能障碍综合征(MODS),7 例有冠状动脉病变(发病 4 个月后全部消退),6 例有非特异性脑病,10 例有急性肾损伤。所有病例经治疗后好转,无明显后遗症。Lin 等[57]报道了 2001—2009 年共 334 例川崎病病例,其中 24 例入住ICU(即 ICU 组)。结果发现,ICU 组冠状动脉病变和 IVIG 耐药的发生率高,且与白细胞、血红蛋白、CRP 和白蛋白水平相关;仅 ICU 组有中度三尖瓣反流;川崎病合并冠状动脉病变病例入住 ICU 的概率高。Kanegaye 等[58]将川崎病休克综合征定义为收缩压比基础值低 20% 或临床有灌注不良表现,并收集了 187 例川崎病病例,其中 13 例符合川崎病休克综合征的定义(即川崎病休克综合征组)。这些患者均接受液体复苏治疗,其中 7 例用血管活性药物。川崎病休克综合征组女性多,杆状核细胞比例和 CRP 水平高,血红蛋白和血小板水平低,消耗性凝血病更为常见,二尖瓣反流多见,左室收缩功能受损(EF<54%)多见;血流动力学恢复后,心室舒张功能仍存,表明川崎病休克综合征组的炎症指标更高,冠状动脉病变和二尖瓣反流多见,心功能障碍持续时间长。Gamez-Gonzalez 等[59]报道,在 12 年间有 5.1%(11/214)符合川崎病休克综合征的诊断,且这些患者均接受液体复苏治疗,对7 例病例行强心治疗,对 6 例病例行机械通气;7 例病例为不完全性川崎病,3 例病例合并巨大冠状动脉瘤,6 例合并 IVIG 耐药,3 例出现心肌梗死,10例有胃肠道表现,均较无休克组多见。我国台湾地区 Chen 等[60]回顾性分析了 2001—2011 年 9 例川崎病休克综合征病例(即川崎病休克综合征组,合并低血压、败血症或休克)和 27 例川崎病正常血压的病例(即对照组),发现川崎病休克综合征组有 7 例接受液体复苏,8 例接受血管活性药物治疗,在入院时确诊为川崎病病例的比例较对照组低(22.2% vs. 66.7%),冠状动脉病变的发生率更高(77.8% vs. 11.1%)。合并休克综合征的危险因素包括中性粒细胞比例、杆状核比例和 CRP 水平高,血小板计数低。

7.6　川崎病合并巨噬细胞活化综合征

Kim 等[61]报道了 21 例嗜血细胞综合征病例(HLH),其中 5 例被诊断为川崎病(即川崎病组),16 例为其他原因。比较两组发现,川崎病组的生存率低,天冬氨酸氨基转移酶(AST)和转铁蛋白水平更高,低钠血症更多见,发病年龄更大。俄亥俄州立大学 Dong 等[62]利用儿童健康信息数据库分析

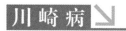

了美国儿童医院 2009—2013 年共 6745 例川崎病病例。其中,10 例(0.1%)被初始诊断为川崎病并接受治疗,之后被诊断为全身性类风湿性关节炎,这 10 例中以高加索族为主(90% vs. 46.8%);巨噬细胞活化综合征(MAS)更常见(30% vs. 0.3%);首次诊断多为不完全性川崎病。Latino 等[63]报道了 2001—2008 年共 638 例川崎病病例。其中,有 12 例(1.9%)并发巨噬细胞活化综合征(其中 9 例为完全性川崎病),所有病例均有经 IVIG 治疗后发热不退,肝脾肿大,二或三系减少,高甘油三酯血症和低纤维蛋白原血症,D-二聚体水平升高,转铁蛋白水平升高和肝功能异常;长期随访,症状均有改善。浙江大学医学院附属儿童医院汪伟等[64]回顾性分析了 2007—2010 年共 719 例川崎病病例。结果发现,按照 Ravellis 标准,有 8 例病例符合巨噬细胞活化综合征的诊断标准;而按照 HLH2009 标准,只有 2 例病例符合巨噬细胞活化综合征的诊断标准。这 8 例病例的 AST 水平均升高,7 例病例 ALT、LDH 和血清铁蛋白水平升高,6 例出现血细胞减少,5 例出现高甘油三酯血症,2 例出现低纤维蛋白原血症,2 例有冠状动脉病变,7 例有 IVIG 耐药,1 例死亡。这提示,MAS 作为川崎病的并发症,要对其加强认识。

7.7　神经系统

Yeom 等[65]分析了 2 年间共 100 例脑脊液细胞数升高病例的资料,发现其中有 6 例为川崎病病例,30 例为肠道病毒脑炎病例。川崎病患者在入院前的发热时间更长,中性粒细胞绝对值和 CRP 水平更高,脓尿更多见,脑脊液细胞数升高程度更低,脑脊液生化无显著性差异。Yoshikawa 等[66]报道,177 例川崎病病例在急性期均无热性惊厥发作,但其中有 8 例在其他发热疾病时有热性惊厥发作,有 2 例惊厥全身发作伴意识障碍、脑脊液细胞数升高。川崎病为全身血管炎,有时并发颅内血管炎、脑电图异常、脑脊液细胞数增多。但急性期川崎病少见热性惊厥,且原因不明。对 10 例川崎病病例急性期同时检测血和脑脊液细胞因子发现[67],6 例病例脑脊液 IL-6 水平升高,其中 4 例病例脑脊液 IL-6 水平升高较血清中明显;6 例病例脑脊液可溶性肿瘤坏死因子受体 1(sTNFR1)水平升高,其中 1 例脑脊液 sTNFR1 水平升高较血清中明显。这提示,川崎病时颅内和颅外血管炎程度不同,部分患者颅内炎症程度高。Hikita 等[68]报道了 22 例川崎病发病病例,并对其随访 1～11个月,其中 4 例有神经系统症状患者经单光子发射计算机化断层显像 (SPECT)检查发现局部脑低灌注。

7.8　泌尿系统

Huang 等[69]测定了 20 例川崎病患者(即川崎病组)、20 例正常对照者 (即对照组)和 15 例发热对照患者(即发热对照组)的血浆 HGF、TGF-β_1、肾脏容积和长度,发现川崎病组患者的肾脏容积和长度显著增加,恢复期下降,血浆 HGF/TGF-β_1 比值与肾脏容积呈正相关,与一过性肾脏增大相关。 Wang 等[70]报道了 2002—2005 年 50 例川崎病患者肾脏 SPECT 检查的结果,发现 26 例患者有肾脏炎症病灶;研究发现,冠状动脉损伤患者的肾脏受累风险比没有冠状动脉损伤患者高 5.18 倍,而其他临床和实验室指标无显著变化;随访 6 个月,经 SPECT 检查发现,45.8%(11/24)的患者有肾脏瘢痕形成,与初次超声检查有肾脏异常相关。这提示,川崎病不仅影响冠状动脉,还影响肾脏瘢痕形成。Watanabe 等[71]报道了 23 例川崎病病例,这些病例按照标本获得方法分成无脓尿组、尿道脓尿组(未插导尿管获取的尿标本)和膀胱脓尿组(插导尿管获取的尿标本),发现膀胱脓尿组尿 β_2-微球蛋白水平升高,血尿素氮和肌酐水平在正常值范围内,但偏高,提示有中度亚临床肾损伤。Shike 等[72]收集了 135 例川崎病患者(即川崎病组)和 87 例无尿路感染发热对照患者(即发热对照组)的尿液分析资料。脓尿定义:男患儿尿液白细胞计数＞12 个/mL,女患儿尿液白细胞计数＞20 个/mL。结果发现,川崎病组比发热对照组更多见脓尿(79.8% vs. 54.0%),白细胞计数更高(42 个/mL vs. 12 个/mL),而红细胞、蛋白水平和比重无显著性差异;脓尿与年龄和发病天数无关。脓尿虽然不是川崎病的特异性标志,但在川崎病中表现较为明显。Jan 等[73]对 1995—2005 年 210 例川崎病病例做尿常规检查,对 75 例病例做尿培养。结果,脓尿检出率为 29.5%(62/210),10.7% (8/75)尿培养发现细菌,由此分为有脓尿组和无脓尿组,两组的临床表现无显著性差异。川崎病患者的脓尿通常是无菌性的,但在亚硝酸盐阳性或尿培养阳性时要考虑尿路感染的可能,需抗感染治疗。

7.9 危险因素分析

7.9.1 川崎病 IVIG 耐药危险因素

Han 等[74]报道了 1995—1997 年共 185 例川崎病病例,其中 21 例为 IVIG 耐药,并由此分为 IVIG 敏感组和 IVIG 耐药组。两组在年龄、性别、种族和诊断标准数上无显著性差异;相对于 IVIG 敏感组,IVIG 耐药组 IVIG 应用时发病时间短(6 天 vs. 5 天),总热程较长(6 天 vs. 9 天),心包积液多见(15% vs. 33%),心功能不全多见(2% vs. 14%),冠状动脉扩张多见(43% vs. 76%),但冠状动脉瘤的发生率无显著性差异(5% vs. 10%);发病 12 个月后随访,两组冠状动脉病变无显著性差异。这些结果提示,IVIG 耐药组和敏感组人口学特征相似,心脏受累多见,结局相似。Hwang 等[75]比较了 23 例 IVIG 耐药病例(即 IVIG 耐药组)和 206 例 IVIG 敏感川崎病病例(即 IVIG 敏感组)的资料。结果发现,两组人口学特征相似;IVIG 耐药组热程长,冠状动脉病变多见,中性粒细胞和 CRP 水平更高,胆固醇水平低;IVIG 治疗 24 小时后,白细胞计数$>13×10^9$/L、中性粒细胞%>51% 和总蛋白<72g/L 预测 IVIG 耐药的敏感性分别为 91%、91% 和 64%,特异性分别为 89%、76% 和 78%。Durongpisitkul 等[76]评价了 1995 年 1 月—2001 年 8 月共 120 例接受单剂 2g/kg IVIG 治疗的川崎病患者的耐药情况。其中,11.6% 出现 IVIG 耐药,10% 出现冠状动脉病变。IVIG 耐药的危险因素有血红蛋白浓度<10g/dL、中性粒细胞%>75%、杆状核细胞计数升高和白蛋白水平低;而年龄、性别、IVIG 开始治疗天数和 ESR 与 IVIG 耐药无关。日本第 15 次全国调查资料显示[77],川崎病合并巨大冠状动脉瘤患者有 66 例,发现其危险因素有男婴、中性粒细胞比例增高、IVIG 延迟使用和 IVIG 耐药。Kuo 等[78]分析了 1999—2005 年共 185 例川崎病病例。结果发现,治疗前低白蛋白浓度($≤3$g/dL)与 IVIG 耐药相关;急性期嗜酸性粒细胞计数明显升高,IVIG 治疗有效组 3 周后恢复正常,IVIG 耐药组嗜酸性粒细胞计数在治疗前后均升高;治疗后,嗜酸性粒细胞比例$≥4$%,且与 IVIG 耐药呈负相关,表明嗜酸性粒细胞是预测 IVIG 耐药的有效指标。智利圣地亚哥

Tremoulet 等[79]回顾分析了 1998—2006 年发病 10 天内的川崎病病例 362 例,发现 IVIG 耐药川崎病病例的诊断治疗时间更早,杆状核细胞比例、CRP、ALT 和 γ-谷氨酰转肽酶(GGT)水平更高,血小板和年龄校正血红蛋白水平更低,冠状动脉瘤多见(15% vs. 3%);用发病天数、杆状核细胞比例、GGT 和年龄校正血红蛋白水平建立评分系统,预测 IVIG 耐药的敏感性和特异性分别为 73.3% 和 61.9%。

7.9.2　冠状动脉损伤危险因素

日本第 22 次全国调查数据[80]显示,除去再发病例和发病时间大于 7 天的病例,共有 23155 例川崎病病例,其中心脏受累的病例有 984 例。分析数据发现,在发病急性期,冠状动脉扩张的危险因素有男性、年龄偏大、血小板计数升高、白蛋白水平降低和 CRP 水平升高;冠状动脉瘤的危险因素有血小板计数升高和白蛋白水平降低;未发现巨大冠状动脉瘤的相关危险因素;瓣膜损伤的危险因素有发病年龄小和 CRP 水平升高。Crystal 等[81]将 176 例川崎病病例的超声心动图评估分为三个时间点,即发病时、发病后 6~8 周和发病后 1 年。按照日本标准,提示 11% 的病例有冠状动脉病变;而体表面积校正冠状动脉 Z 积分 >2 分的有 23%。冠状动脉积分大多在发病后 6~8 周有所下降,提示冠状动脉存在一过性扩张。Binstadt 等[82]报道了 12 例全身型幼年特发性关节炎病例,其中 5 例出现冠状动脉扩张(Z 积分 >2 分),但未见冠状动脉瘤;4 个月内,Z 积分全部恢复正常。在 5 例冠状动脉扩张的病例中,只有 2 例符合川崎病的诊断标准。这表明全身型幼年特发性关节炎患者可出现冠状动脉病变,与川崎病相似。Bratincsak 等[83]报道了 2 个医学中心对冠状动脉 Z 积分(包括左前降支和右冠状动脉)的前瞻性研究,发现体温与冠状动脉 Z 积分不相关,发热对照组中 Z 积分均小于 2.5SD。Abe 等[84]用背向散射(Integrated backscatter, IB)方法分析冠状动脉壁回声,以心内邻近血管作参照,差值为冠状动脉壁校正 IB,川崎病组冠状动脉壁校正 IB 升高,经 IVIG 治疗后下降。IB 可反映 IVIG 的治疗效果,评估冠状动脉是否存在异常。Fuse 等[85]提出,冠状动脉的标准检测时间是在心脏舒张早期 T 波结束时。波士顿儿童医院报道[86]了 43 例病例,这些病例符合下列条件:年龄为 3 月龄~18 岁,发热(体温 >38℃)持续 96 小时,被诊断为川崎病之外的其他疾病；发现冠状动脉 Z 积分较正常值增大（左冠状动脉主支 Z 积分＝0.66 ± 0.75，右冠状动脉 Z 积分＝0.28 ± 0.81，左前降支 Z 积分＝0.35 ± 1.0）；有 2 例患者（分别为骨髓炎和支原体肺炎）Z 积分大于 2 分。分析发现，只有血小板计数升高与冠状动脉 Z 积分相关。与 144 例被诊断为川崎病的患者比较，这组病例冠状动脉 Z 积分小（包括左冠状动脉主支、左前降支和右冠状动脉）、白细胞、ESR 和血小板计数均较低；冠状动脉 Z 积分＝2 分，区分川崎病和发热疾病的特异性和敏感性分别为 95％和 32％；而冠状动脉 Z 积分 Z 积分＝2.5 分，区分川崎病和发热疾病的特异性和敏感性分别为 98％和 20％。Kim 等[87]分析了 285 例川崎病病例（其中 19 例出现冠状动脉病变，即为冠状动脉病变组），发现冠状动脉病变组在 IVIG 治疗前后发热天数更长，CRP 水平更高；当将经 IVIG 治疗后 3 天仍发热的病例定义为 IVIG 耐药时，其冠状动脉病变的发生率更高；IVIG 耐药组 CRP、AST、ALT 和总胆红素水平更高；多变量分析提示，总热程＞8 天是冠状动脉病变唯一的危险因素。美国 Wilder 等[88]回顾分析了 1991—2002 年共 324 例川崎病病例（其中 21 例合并有冠状动脉瘤，即为冠状动脉瘤组），冠状动脉瘤组延迟诊断率高（发病＞10 天），院外误诊率高，并且与其医保缺乏和母语为西班牙语有关。这表明，延迟诊断增加冠状动脉瘤的发生率，并且冠状动脉瘤的发生与社会因素（如医疗保险和语言）也相关。日本第 17 次全国调查数据报道了[89]16952 例川崎病病例，其中 14068 例有 5～6 项主要症状。比较 5 项症状组（6845 例）和 6 项症状组（7223 例）发现，6 项症状组在发病 1 个月时，冠状动脉扩张、冠状动脉瘤和巨大冠状动脉瘤的发生率分别为 4.7％、1.7％和 0.42％；5 项症状组在发病 1 个月时，冠状动脉扩张、冠状动脉瘤和巨大冠状动脉瘤的发生率分别为 4.1％、1.4％和 0.22％；OR 值分别为 1.44、1.28 和 1.70；男性 OR 均＞1，表明具备 6 个主要症状的男性患者易发生冠状动脉损伤。Kashef 等[90]报道了一组川崎病，涉及 58 例 IVIG 敏感病例（即 IVIG 敏感组）和 6 例 IVIG 耐药病例（即 IVIG 耐药组）。结果，IVIG 敏感组 8.6％（5/58）出现冠状动脉病变，IVIG 耐药组 33.3％（2/6）出现冠状动脉病变，提示 IVIG 耐药川崎病患者易发生冠状动脉病变。伊朗 Fars 省分析了[91]113 例川崎病病例，结果发现冠状动脉病变的危险因素有发热持续不退和血小板增多。我国台湾地区 Lin 等[92]分析了 1073 例川崎病病例，40.6％的病例在急性期发生冠状动脉病变,18.3%的病例在发病1个月后仍有持续冠状动脉病变。在川崎病发病1个月时,冠状动脉病变程度是冠状动脉病变持续的唯一独立危险因素。日本87家医院对1996年1594例川崎病病例随访1年[93]发现,这些病例在发病1个月时,心脏并发症的发生率为10.2%(1年后,其中60.7%病例的心脏并发症消失);发病1年时,心脏并发症的发生率为4.2%,男>女,1~4岁多见;10例并发巨大冠状动脉瘤,3例死亡;低白蛋白是发病1年时心脏并发症的危险因素。Suzuki等[94]对127例川崎病病例进行研究,每周监测血钠浓度和白蛋白水平至发病第4周。结果发现,冠状动脉病变组的血钠浓度仅在第2周低于无冠状动脉病变组,而白蛋白水平在第4周均低于无冠状动脉病变组。在急性期,水潴留是冠状动脉病变的危险因素。因此,应将水摄入量控制在最低程度。Sepahi等[95]对47例川崎病病例进行研究,发现8例有冠状动脉病变(依据入院时和发病1个月后超声心动图),其中6例有脓尿,但与无冠状动脉病变组无统计学差异,不能用于预测冠状动脉瘤。Yu等[96]分析了58例川崎病病例在急性期和恢复期的冠状动脉血管周围超声辉度(PEB)。结果,川崎病组与对照组PEB无显著性差异,急性期和恢复期病例也无显著性差异;但在急性期,PEB增高组心包积液发生率升高(33% vs. 4%)。Okada等[97]发现,与川崎病未合并心包积液患者相比,川崎病合并心包积液患者冠状动脉病变的发生率升高(5.6% vs. 33%),血红蛋白和白蛋白水平更低,血小板计数更高,血清sTNFR1水平升高且与CRP和总胆红素呈正相关。这提示,川崎病合并心包积液与TNF介导的血管炎症有关,易发生冠状动脉病变。一项多中心前瞻性研究[98]纳入了198例川崎病病例,根据三个时间点(诊断时、诊断后1周和5周)的超声心动图,评估左室收缩功能、二尖瓣反流、主动脉根部扩张与炎症指标和冠状动脉病变的关系。在诊断时,左室收缩功能不全的发生率为20%,与诊断时、随访1周和5周冠状动脉病变出现的比例相关;二尖瓣反流的发生率为27%,主动脉根部Z积分>2的病例占8%,两个指标与冠状动脉病变无相关性;左室收缩功能不全和二尖瓣反流与炎症指标ESR水平升高、白蛋白水平下降相关,而与主动脉根部扩张无关。研究表明,冠状动脉以外的超声心动图评估对川崎病亦重要,冠状动脉以外的超声心动图参数与冠状动脉病变的发生具有相关性。

7.9.3 复合危险因素

Nomura 等[99]将临床表现只有发热和淋巴结肿大的川崎病定义为仅有淋巴结肿大川崎病,比较 16 例仅有淋巴结肿大川崎病病例(即仅有淋巴结肿大川崎病组)和 171 例其他类型川崎病病例(即其他类型川崎病组)的临床特征。结果发现,相比于其他类型川崎病组,仅有淋巴结肿大川崎病组患者的平均年龄更大(2.2 岁 vs. 4.9 岁),入院时发病天数更短(3.9 天 vs. 3.0 天),白细胞计数和 CRP 水平升高更明显,接受 IVIG 治疗的时间稍迟,IVIG 耐药的发生率更高(10% vs. 38%),冠状动脉病变的发生率更高(5% vs. 25%);在校正年龄因素、白细胞计数、入院时发病天数、首剂应用 IVIG 天数后,仅有淋巴结肿大 1 个主要症状表现的川崎病是 IVIG 耐药和冠状动脉病变的危险因素。这表明,仅有淋巴结肿大川崎病患者需要更积极的治疗。日本 2003—2004 年第 18 次全国调查资料[100]显示,日本共有 15940 例川崎病病例。其中,6330 例病例在发病 10 天内接受 2g/kg IVIG 治疗,1286 例(20.3%)无反应。分析发现,IVIG 耐药的危险因素包括男性(OR 1.21)、5 天内接受初次 IVIG 治疗(OR 1.89)、再发川崎病(OR 1.38)、血小板计数低、ALT 和 CRP 水平升高;IVIG 耐药是冠状动脉瘤(OR 10.38)和巨大冠状动脉瘤(OR 54.06)的高危因素。Kim 等[101]分析了 478 例川崎病病例,发现冠状动脉病变的危险因素包括不完全性川崎病、IVIG 耐药、热程≥7 天和 CC/AC (PELI1 基因 rs7604693 变异);而低白蛋白水平(≤3.6g/dL)是 IVIG 耐药的危险因素。Sittiwangkul 等[102]收集了 1995—2004 年 9 例 IVIG 耐药川崎病病例(即 IVIG 耐药组)和 61 例 IVIG 敏感川崎病病例(即 IVIG 敏感组)的资料。比较发现,IVIG 耐药组热程更长,ESR 水平更高,冠状动脉病变更多见,有 2 例对再次 IVIG 仍无效,在予以静脉用甲泼尼龙(IVMP)后好转;随访 2 个月,IVIG 耐药组的冠状动脉病变发生率比 IVIG 敏感组高(33% vs. 3.2%)。这表明,IVIG 耐药组 ESR 水平更高,易发生冠状动脉病变。

7.10 预　后

日本 52 家合作医院对 1982—1992 年 6576 例川崎病病例进行持续随

访。至 1997 年[103]，死亡病例 25 例（19 例为男性），标准死亡率（SMR）为 1.35，死亡病例主要发生在川崎病急期，无冠状动脉病变组 SMR 为 0.76，冠状动脉病变组男性 SMR 为 2.77，随访数据提示男性伴冠状动脉病变的死亡率升高，其余正常；随访至 2001 年[104]，死亡病例 29 例（20 例为男性），SMR 为 1.15，死亡病例主要发生在川崎病急期，无冠状动脉病变组急性期后 SMR 为 0.75，有冠状动脉病变组男性 SMR 为 1.95，冠状动脉病变组女性和无冠状动脉病变组 SMR 无升高；随访至 2004 年[105]，死亡病例 36 例（27 例为男性），SMR 为 1.14，死亡病例主要发生在川崎病急期，无冠状动脉病变组 SMR 为 0.71，冠状动脉病变组男性 SMR 为 2.55；随访至 2009 年[106]，死亡病例 46 例（35 例为男性），无冠状动脉病变组 SMR 为 0.65，有冠状动脉病变组 SMR 为 1.86，表明川崎病合并冠状动脉病变组的 SMR 高于普通人群，而无冠状动脉病变组 SMR 无显著性差异。

参考文献

[1] Baker AL，Lu M，Minich LL，et al. Associated symptoms in the ten days before diagnosis of Kawasaki disease［J］. J Pediatr，2009，154 (4)：592-595. e2.

[2] Marquez J，Gedalia O，Candia L，et al. Kawasaki disease：clinical spectrum of 88 patients in a high-prevalence African-American population［J］. J Natl Med Assoc，2008，100(1)：28-32.

[3] Dominguez SR，Anderson MS，El-Adawy M，et al. Preventing coronary artery abnormalities：a need for earlier diagnosis and treatment of Kawasaki disease［J］. Pediatr Infect Dis J，2012，31(12)：1217-1220.

[4] Gong GW，McCrindle BW，Ching JC，et al. Arthritis presenting during the acute phase of Kawasaki disease［J］. J Pediatr，2006，148 (6)：800-805.

[5] Suresh N，Varadarajan VV，Ranjith MS. Kawasaki disease in south India：a prospective，case-control study［J］. Ann Trop Paediatr，2007，27(4)：277-283.

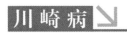
［6］Singh S, Gupta MK, Bansal A, et al. A comparison of the clinical profile of Kawasaki disease in children from Northern India above and below 5 years of age ［J］. Clin Exp Rheumatol, 2007, 25(4): 654-657.

［7］Singh S, Aulakh R, Bhalla AK, et al. Is Kawasaki disease incidence rising in Chandigarh, North India ［J］. Arch Dis Child, 2011, 96(2): 137-140.

［8］Kayiran SM, Dindar A, Gurakan B. An evaluation of children with Kawasaki disease in Istanbul: a retrospective follow-up study ［J］. Clinics (Sao Paulo), 2010, 65(12): 1261-1265.

［9］Borzutzky A, Hoyos-Bachiloglu R, Cerda J,et al. Rising hospitalization rates of Kawasaki Disease in Chile between 2001 and 2007 ［J］. Rheumatol Int, 2012, 32(8): 2491-2495.

［10］Almeida RG, Goldenzon AV, Rodrigues MC, et al. Profile of Kawasaki disease in children referred to two pediatric rheumatology services in Rio de Janeiro, Brazil ［J］. Rev Bras Reumatol,2010, 50 (5): 529-538.

［11］Alexopoulos A, Vekiou A, Lycopoulou L, et al. Kawasaki disease in Greek children: a retrospective study ［J］. J Eur Acad Dermatol Venereol, 2013, 27(5): 580-588.

［12］Perrin L, Letierce A, Guitton C, et al. Comparative study of complete versus incomplete Kawasaki disease in 59 pediatric patients ［J］. Joint Bone Spine, 2009, 76(5): 481-485.

［13］Falcini F, Cimaz R, Calabri GB, et al. Kawasaki's disease in northern Italy: a multicenter retrospective study of 250 patients ［J］. Clin Exp Rheumatol, 2002, 20(3): 421-426.

［14］Rigante D, Valentini P, Rizzo D, et al. Responsiveness to intravenous immunoglobulins and occurrence of coronary artery abnormalities in a single-center cohort of Italian patients with Kawasaki syndrome ［J］. Rheumatol Int, 2010, 30(6): 841-846.

［15］Berdej-Szczot E, Firek-Pedras M, Szydlowski L, et al. Analysis of risk factors and prospective evaluation of cardiovascular complications of Kawasaki disease in children: a single centre study [J]. Kardiol Pol, 2013, 71(12): 1279-1286.

[16]Saundankar J, Yim D, Itotoh B, et al. The epidemiology and clinical features of Kawasaki disease in Australia [J]. Pediatrics, 2014, 133 (4): e1009-e1014.

[17]Lai CC, Lee PC, Wang CC, et al. Reaction at the bacillus Calmette— Guerin inoculation site in patients with Kawasaki disease [J]. Pediatr Neonatol, 2013, 54(1): 43-48.

[18]Barone SR, Pontrelli LR, Krilov LR. The differentiation of classic Kawasaki disease, a typical Kawasaki disease, and acute adenoviral infection: use of clinical features and a rapid direct fluorescent antigen test [J]. Arch Pediatr Adolesc Med, 2000, 154(5): 453-456.

[19]Shiozawa Y, Inuzuka R, Harita Y, et al. Age-related differences in the course of the acute phase symptoms of Kawasaki disease [J]. Pediatr Infect Dis J, 2013, 32(9): e365-e369.

[20]Nomura Y, Arata M, Masuda K, et al. Kawasaki disease patients with six principal symptoms have a high risk of being a non-responder [J]. Pediatr Int, 2012, 54(1): 14-18.

[21]Kao HT, Huang YC, Lin TY. Kawasaki disease presenting as cervical lymphadenitis or deep neck infection [J]. Otolaryngol Head Neck Surg, 2001, 124(4): 468-470.

[22]Kubota M, Usami I, Yamakawa M, et al. Kawasaki disease with lymphadenopathy and fever as sole initial manifestations [J]. J Paediatr Child Health, 2008, 44(6): 359-362.

[23]Sung RY, Ng YM, Choi KC, et al. Lack of association of cervical lymphadenopathy and coronary artery complications in Kawasaki disease [J]. Pediatr Infect Dis J, 2006, 25(6): 521-525.

[24]Yanagi S, Nomura Y, Masuda K, et al. Early diagnosis of Kawasaki disease in patients with cervical lymphadenopathy [J]. Pediatr Int,

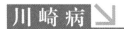
2008, 50(2): 179-183.

[25] Gulhan B, Kesici S, Beken S, et al. Varying clinical features of Turkish Kawasaki disease patients [J]. Turk J Pediatr, 2012, 54(1): 1-6.

[26] Wang S, Best BM, Burns JC. Periungual desquamation in patients with Kawasaki disease [J]. Pediatr Infect Dis J, 2009, 28 (6): 538-539.

[27] Patrizi A, Raone B, Savoia F, et al. Recurrent toxin-mediated perineal erythema: eleven pediatric cases [J]. Arch Dermatol, 2008, 144(2): 239-243.

[28] Michie C, Kinsler V, Tulloh R, et al. Recurrent skin peeling following Kawasaki disease [J]. Arch Dis Child, 2000, 83(4): 353-355.

[29] Pal P, Giri PP. Orange-brown chromonychia, a novel finding in Kawasaki disease [J]. Rheumatol Int, 2013, 33(5): 1207-1209.

[30] Zulian F, Falcini F, Zancan L, et al. Acute surgical abdomen as presenting manifestation of Kawasaki disease [J]. J Pediatr, 2003, 142(6): 731-735.

[31] Eladawy M, Dominguez SR, Anderson MS, et al. Kawasaki disease and the pediatric gastroenterologist: a diagnostic challenge [J]. J Pediatr Gastroenterol Nutr, 2013, 56(3): 297-299.

[32] Ibanez-Alcalde M, Sanchez-Forte M, Gimenez-Sanchez F, et al. Cholestasis as the initial feature of Kawasaki disease [J]. Pediatr Infect Dis J, 2012, 31(7): 766-767.

[33] Watanabe T, Abe Y, Sato S, et al. Hyponatremia in Kawasaki disease [J]. Pediatr Nephrol, 2006, 21(6): 778-781.

[34] Mori J, Miura M, Shiro H, et al. Syndrome of inappropriate anti-diuretic hormone in Kawasaki disease [J]. Pediatr Int, 2011, 53(3): 354-357.

[35] Moriya S, Aoki J, Tashiro M, et al. Peribronchovascular haze: a frequently observed finding on chest X-rays in the acute phase of

Kawasaki disease [J]. JPN J Radiol, 2014, 32(1): 38-43.

[36]Tona R, Shinohara S, Fujiwara K, et al. Risk factors for retropharyngeal cellulitis in Kawasaki disease [J]. Auris Nasus Larynx, 2014, 41 (5): 455-458.

[37]Chuang CH, Hsiao MH, Chiu CH, et al. Kawasaki disease in infants three months of age or younger [J]. J Microbiol Immunol Infect, 2006, 39(5): 387-391.

[38]Liu HC, Lo CW, Hwang B, et al. Clinical manifestations vary with different age spectrums in infants with Kawasaki disease [J]. Scientific World Journal, 2012,2012: 210382.

[39]Chang FY, Hwang B, Chen SJ, et al. Characteristics of Kawasaki disease in infants younger than six months of age [J]. Pediatr Infect Dis J, 2006, 25(3): 241-244.

[40]Moreno N, Mendez-Echevarria A, de Inocencio J, et al. Coronary involvement in infants with Kawasaki disease treated with intravenous gamma-globulin [J]. Pediatr Cardiol, 2008, 29(1): 31-35.

[41]Tseng CF, Fu YC, Fu LS, et al. Clinical spectrum of Kawasaki disease in infants [J]. Zhonghua Yi Xue Za Zhi (Taipei), 2001, 64 (3): 168-173.

[42]Kim SH, Kim KH, Kim DS. Clinical characteristics of Kawasaki disease according to age at diagnosis [J]. Indian Pediatr, 2009, 46 (7): 585-590.

[43]Lee KY, Hong JH, Han JW, et al. Features of Kawasaki disease at the extremes of age [J]. J Paediatr Child Health, 2006, 42(7-8): 423-427.

[44]Manlhiot C, Yeung RS, Clarizia NA, et al. Kawasaki disease at the extremes of the age spectrum [J]. Pediatrics, 2009, 124(3): e410-e415.

[45]Stockheim JA, Innocentini N, Shulman ST. Kawasaki disease in older children and adolescents [J]. J Pediatr, 2000, 137(2): 250-252.

[46]Cai Z, Zuo R, Liu Y. Characteristics of Kawasaki disease in older

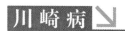
children [J]. Clin Pediatr (Phila), 2011, 50(10): 952-956.

[47]Hsieh YC, Wu MH, Wang JK, et al. Clinical features of atypical Kawasaki disease [J]. J Microbiol Immunol Infect, 2002, 35 (1): 57-60.

[48]Singh-Grewal D, Wong M, Isaacs D. Diagnosis, treatment and outcome of Kawasaki disease in an Australian tertiary setting: a review of three years experience [J]. J Paediatr Child Health, 2005, 41(9-10): 495-499.

[49]Baer AZ, Rubin LG, Shapiro CA, et al. Prevalence of coronary artery lesions on the initial echocardiogram in Kawasaki syndrome [J]. Arch Pediatr Adolesc Med, 2006, 160(7): 686-690.

[50]Falcini F, Ozen S, Magni-Manzoni S, et al. Discrimination between incomplete and atypical Kawasaki syndrome versus other febrile diseases in childhood: results from an international registry-based study [J]. Clin Exp Rheumatol, 2012, 30(5): 799-804.

[51]Sittiwangkul R, Pongprot Y, Silvilairat S, et al. Clinical spectrum of incomplete Kawasaki disease in Thailand [J]. Paediatr Int Child Health, 2013, 33(3): 176-180.

[52]Vijayan AP, Dinesh KB, Nath KR. Coronary artery dilatation in Incomplete Kawasaki disease [J]. Indian Pediatr, 2009, 46(7): 607-609.

[53]Sonobe T, Kiyosawa N, Tsuchiya K, et al. Prevalence of coronary artery abnormality in incomplete Kawasaki disease. Pediatr Int, 2007, 49(4): 421-426.

[54]ManlhiotC, Christie E, McCrindle BW, et al. Complete and incomplete Kawasaki disease: two sides of the same coin [J]. Eur J Pediatr, 2012, 171(4): 657-662.

[55]Dominguez SR, Friedman K, Seewald R, et al. Kawasaki disease in a pediatric intensive care unit: a case-control study [J]. Pediatrics, 2008, 122(4): e786-e790.

[56]Gatterre P，Oualha M，Dupic L，et al. Kawasaki disease：an unex-pected etiology of shock and multiple organ dysfunction syndrome [J]. Intensive Care Med，2012，38(5)：872-878.

[57]Lin YJ，Lin IC，Yu HR，et al. Tricuspid regurgitation in acute phase of Kawasaki disease associated with intensive care unit admission [J]. Pediatr Cardiol，2013，34(2)：250-255.

[58]Kanegaye JT，Wilder MS，Molkara D，et al. Recognition of a Kawasaki disease shock syndrome [J]. Pediatrics，2009，123(5)：e783-e789.

[59]Gamez-Gonzalez LB，Murata C，Munoz-Ramirez M，et al. Clinical manifestations associated with Kawasaki disease shock syndrome in Mexican children [J]. Eur J Pediatr，2013，172(3)：337-342.

[60]Chen PS，Chi H，Huang FY，et al. Clinical manifestations of Kawasa-ki disease shock syndrome：a case-control study [J]. J Microbiol Immunol Infect，2015，48(1)：43-50.

[61]Kim HK，Kim HG，Cho SJ，et al. Clinical characteristics of hemophagocytic lymphohistiocytosis related to Kawasaki disease [J]. Pediatr Hematol Oncol，2011，28(3)：230-236.

[62]Dong S，Bout-Tabaku S，Texter K，et al. Diagnosis of systemic-onset juvenile idiopathic arthritis after treatment for presumed Kawasaki disease [J]. J Pediatr，2015，166(5)：1283-1288.

[63]Latino GA，Manlhiot C，Yeung RS，et al. Macrophage activation syndrome in the acute phase of Kawasaki disease [J]. J Pediatr Hematol Oncol，2010，32(7)：527-531.

[64]Wang W，Gong F，Zhu W，et al. Macrophage activation syndrome in Kawasaki disease：more common than we thought [J]. Semin Arthritis Rheum，2015，44(4)：405-410.

[65]Yeom JS，Park JS，Seo JH，et al. Initial characteristics of Kawasaki disease with cerebrospinal fluid pleocytosis in febrile infants [J]. Pediatr Neurol，2012，47(4)：259-262.

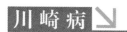
［66］Yoshikawa H, Abe T. Febrile convulsion during the acute phase of Kawasaki disease ［J］. Pediatr Int, 2004, 46(1): 31-32.

［67］Korematsu S, Uchiyama S, Miyahara H, et al. The characterization of cerebrospinal fluid and serum cytokines in patients with Kawasaki disease ［J］. Pediatr Infect Dis J, 2007, 26(8): 750-753.

［68］Hikita T, Kaminaga T, Wakita S, et al. Regional cerebral blood flow abnormalities in patients with kawasaki disease ［J］. Clin Nucl Med, 2011, 36(8): 643-649.

［69］Huang HP, Lai YC, Tsai IJ, et al. Nephromegaly in children with Kawasaki disease: new supporting evidence for diagnosis and its possible mechanism ［J］. Pediatr Res, 2008, 63(2): 207-210.

［70］Wang JN, Chiou YY, Chiu NT, et al. Renal scarring sequelae in childhood Kawasaki disease ［J］. Pediatr Nephrol, 2007, 22 (5): 684-689.

［71］Watanabe T, Abe Y, Sato S, et al. Sterile pyuria in patients with Kawasaki disease originates from both the urethra and the kidney ［J］. Pediatr Nephrol, 2007, 22(7): 987-991.

［72］Shike H, Kanegaye JT, Best BM, et al. Pyuria associated with acute Kawasaki disease and fever from other causes ［J］. Pediatr Infect Dis J, 2009, 28(5): 440-443.

［73］Jan SL, Wu MC, Lin MC, et al. Pyuria is not always sterile in children with Kawasaki disease ［J］. Pediatr Int, 2010, 52 (1): 113-117.

［74］Han RK, Silverman ED, Newman A, et al. Management and outcome of persistent or recurrent fever after initial intravenous gamma globulin therapy in acute Kawasaki disease ［J］. Arch Pediatr Adolesc Med, 2000, 154(7): 694-699.

［75］Hwang JY, Lee KY, Rhim JW, et al. Assessment of intravenous immunoglobulin non-responders in Kawasaki disease ［J］. Arch Dis Child, 2011, 96(11): 1088-1090.

[76]Durongpisitkul K, Soongswang J, Laohaprasitiporn D, et al. Immu-
noglobulin failure and retreatment in Kawasaki disease [J]. Pediatr
Cardiol, 2003, 24(2): 145-148.

[77]Nakamura Y, Yashiro M, Oki I, et al. Giant coronary aneurysms due
to Kawasaki disease: a case-control study [J]. Pediatr Int, 2002, 44
(3): 254-258.

[78]Kuo HC, Yang KD, Liang CD, et al. The relationship of eosinophilia
to intravenous immunoglobulin treatment failure in Kawasaki disease
[J]. Pediatr Allergy Immunol, 2007, 18(4): 354-359.

[79]Tremoulet AH, Best BM, Song S, et al. Resistance to intravenous
immunoglobulin in children with Kawasaki disease [J]. J Pediatr,
2008, 153(1): 117-121.

[80]Kuwabara M, Yashiro M, Kotani K, et al. Cardiac lesions and initial
laboratory data in Kawasaki disease: a nationwide survey in Japan [J].
J Epidemiol, 2015, 25(3): 189-193.

[81]Crystal MA, Manlhiot C, Yeung RS, et al. Coronary artery dilation
after Kawasaki disease for children within the normal range [J]. Int J
Cardiol, 2009, 136(1): 27-32.

[82]Binstadt BA, Levine JC, Nigrovic PA, et al. Coronary artery dilation
among patients presenting with systemic-onset juvenile idiopathic
arthritis [J]. Pediatrics, 2005, 116(1): e89-e93.

[83]BratincsakA, Reddy VD, Purohit PJ, et al. Coronary artery dilation
in acute Kawasaki disease and acute illnesses associated with fever [J].
Pediatr Infect Dis J, 2012, 31(9): 924-926.

[84]Abe O, Karasawa K, Hirano M, et al. Quantitative evaluation of
coronary artery wall echogenicity by integrated backscatter analysis in
Kawasaki disease [J]. J Am Soc Echocardiogr, 2010, 23(9): 938-942.

[85]Fuse S, Kobayashi T, Arakaki Y, et al. Standard method for ultra-
sound imaging of coronary artery in children [J]. Pediatr Int, 2010,
52(6): 876-882.

[86]Muniz JC, Dummer K, Gauvreau K, et al. Coronary artery dimensions in febrile children without Kawasaki disease [J]. Circ Cardiovasc Imaging, 2013, 6(2): 239-244.

[87]Kim T, Choi W, Woo CW, et al. Predictive risk factors for coronary artery abnormalities in Kawasaki disease [J]. Eur J Pediatr, 2007, 166(5): 421-425.

[88]Wilder MS, Palinkas LA, Kao AS, et al. Delayed diagnosis by physicians contributes to the development of coronary artery aneurysms in children with Kawasaki syndrome [J]. Pediatr Infect Dis J, 2007, 26(3): 256-260.

[89]Nakamura Y, Yashiro M, Sadakane A, et al. Six principal symptoms and coronary artery sequelae in Kawasaki disease [J]. Pediatr Int, 2009, 51(5): 705-708.

[90]Kashef S, Safari M, Amin R. Initial intravenous gamma-globulin treatment failure in Iranian children with Kawasaki disease [J]. Kaohsiung J Med Sci, 2005, 21(9): 401-404.

[91]Asadi-Pooya AA, Borzoee M, Amoozgar H. The experience with 113 patients with Kawasaki disease in Fars Province, Iran [J]. Turk J Pediatr, 2006, 48(2): 109-114.

[92]Lin MT, Sun LC, Wu ET, et al. Acute and late coronary outcomes in 1073 patients with Kawasaki disease with and without intravenous gamma-immunoglobulin therapy [J]. Arch Dis Child, 2015, 100(6): 542-547.

[93]Oki I, Tanihara S, Ojima T, et al. A multicenter collaborative study on the risk factors of cardiac sequelae due to Kawasaki disease: a one-year follow-up study [J]. Acta Paediatr, 2000, 89(12): 1435-1438.

[94]Suzuki H, Takeuchi T, Minami T, et al. Water retention in the acute phase of Kawasaki disease: relationship between oedema and the development of coronary arterial lesions [J]. Eur J Pediatr, 2003, 162(12): 856-859.

[95]Sepahi MA，Miri R，Ahmadi HT. Association of sterile pyuria and coronary artery aneurysm in Kawasaki syndrome [J]. Acta Med Iran，2011，49(9)：606-611.

[96]Yu JJ，Jang WS，Ko HK，et al. Perivascular brightness of coronary arteries in Kawasaki disease [J]. J Pediatr，2011，159(3)：454-457. e1.

[97]Okada S，Hasegawa S，Suzuki Y，et al. Acute pericardial effusion representing the TNF-α-mediated severe inflammation but not the coronary artery outcome of Kawasaki disease [J]. Scand J Rheumatol，2015，44(3)：247-252.

[98]Printz BF，Sleeper LA，Newburger JW，et al. Noncoronary cardiac abnormalities are associated with coronary artery dilation and with laboratory inflammatory markers in acute Kawasaki disease [J]. J Am Coll Cardiol，2011，57(1)：86-92.

[99]Nomura Y，Arata M，Koriyama C，et al. A severe form of Kawasaki disease presenting with only fever and cervical lymphadenopathy at admission [J]. J Pediatr，2010，156(5)：786-791.

[100]Uehara R，Belay ED，Maddox RA，et al. Analysis of potential risk factors associated with nonresponse to initial intravenous immunoglobulin treatment among Kawasaki disease patients in Japan [J]. Pediatr Infect Dis J，2008，27(2)：155-160.

[101]Kim JJ，Hong YM，Yun SW，et al. Assessment of risk factors for Korean children with Kawasaki disease [J]. Pediatr Cardiol，2012，33(4)：513-520.

[102]Sittiwangkul R，Pongprot Y，Silvilairat S，et al. Management and outcome of intravenous gammaglobulin-resistant Kawasaki disease [J]. Singapore Med J，2006，47(9)：780-784.

[103]Nakamura Y，Yanagawa H，Harada K，et al. Mortality among persons with a history of Kawasaki disease in Japan：existence of cardiac sequelae elevated the mortality [J]. J Epidemiol，2000，10(6)：

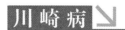
372-375.

[104]Nakamura Y, Aso E, Yashiro M, et al. Mortality among persons with a history of Kawasaki disease in Japan: can paediatricians safely discontinue follow-up of children with a history of the disease but without cardiac sequelae [J]. Acta Paediatr, 2005, 94(4): 429-434.

[105]Nakamura Y, Aso E, Yashiro M, et al. Mortality among persons with a history of kawasaki disease in Japan: mortality among males with cardiac sequelae is significantly higher than that of the general population [J]. Circ J, 2008, 72(1): 134-138.

[106]Nakamura Y, Aso E, Yashiro M, et al. Mortality among Japanese with a history of Kawasaki disease: results at the end of 2009 [J]. J Epidemiol, 2013, 23(6): 429-434.

第8章 远期并发症

8.1 冠状动脉并发症

我国台湾地区 Lee 等[1]分析了川崎病患者入院时、发病 1~2 个月、发病 2 个月后的超声心动图检查资料,发现 44.2%(53/120 例)有冠状动脉病变,其中 35 例为冠状动脉扩张,18 例为冠状动脉瘤;从发病到超声心动图发现冠状动脉病变的时间平均为 13d;2 年随访,90.6%(48/53 例)冠状动脉病变消退;首次超声心动图检查正常的川崎病病例在发病 1~2 月时复查无新发冠状动脉损伤,而合并冠状动脉扩张和冠状动脉瘤的病例在发病 12~18 个月时复查,受损冠脉(扩张和瘤)退缩至正常的比例显著高于发病 2~6 个月时。这表明,对无冠状动脉病变的川崎病患者可随访 8 周,对合并冠状动脉病变的川崎病患者随访时间更要长。将 111 例川崎病分为巨大冠状动脉瘤组(28 例)、冠状动脉瘤组(44 例)和无冠状动脉病变组(39 例),测定冠状动脉的平均峰值流速(APV)、血流方式和剪切力。结果,90.3%的冠状动脉瘤发生在左冠状动脉分叉处,巨大冠状动脉瘤组均有血流紊乱,左冠状动脉分叉处 APV 和剪切力下降;总共检出 24 个血栓,其中 20 个血栓在巨大冠状动脉瘤组。这表明,剪切力下降和血流紊乱促进冠状动脉瘤和血栓形成[2]。Narayanan 等[3]报道了 7 年 72 例川崎病病例,其中 28%有全层心肌炎,之后消退;18.1%(13/72)有冠状动脉病变,其中 4 例在 2 个月消退,6 例在 1 年消退,3 例冠状动脉扩张或冠状动脉瘤持续,发病 10 天内接受足量 IVIG 治疗的患者在随访时无冠状动脉病变发生。McNeal-Davidson 等[4]对 38 例巨大冠状动脉瘤随访 9.3 年±6.9 年,无血栓事件、无冠状动脉干预及无死亡的概率分别为63.9%、67.5%和 85.1%;5 例病例死亡,4 例病例行经皮腔内冠状动脉血运重建(PTC),2 例病例行冠状动脉搭桥(CABG)手术。对 48 例川崎病合并巨大冠状动脉瘤(20 岁及以上)患者进行回顾分析[5],发现演变为狭窄或阻塞病变的有 34 例,行 CABG 手术治疗的有 9 例,发生心肌梗死的有 14 例,发生心绞痛的有 5 例,出现低心排血量的有 5 例,出现室性心动过速的有 5 例,发生出血性脑梗死的有 5 例,发生甲状腺癌的有 5 例,4 例失访。川崎病合并巨大冠状动脉瘤出现低心排血量时要注意室性心动过速的发生。Wilson 等[6]回顾分析了 6 例川崎病严重心脏后遗症,1 例发生冠状动脉栓塞,1 例发生冠状动脉瘤,1 例发生心绞痛行 CABG 治疗,3 例死亡(1 例冠状动脉瘤破裂,2 例冠状动脉阻塞)。Gong 等[7]分析了 87 例川崎病合并冠状动脉病变患者的 167 次冠状动脉血管造影(CAG)资料,最长随访时间为 16.5 年,55.2%(48/87)出现冠状动脉病变退缩,6.9%(6/87)冠状动脉病变接受 CABG 手术;超声心动图只能发现 76% 的冠状动脉瘤和 18% 的冠状动脉狭窄,表明超声心动图随访冠状动脉病变会漏诊部分冠状动脉瘤,尤其是冠状动脉狭窄。Daniels 等[8]报道了美国圣地亚哥 4 所医院 2005—2009 年因可疑心肌缺血行冠状动脉造影的病例(共 261 例),发现其中冠状动脉瘤有 16 例,而其中 13 例与川崎病相关。这表明,在心肌缺血的病因中,川崎病占 5%。日本 Tsuda 等[9]报道了 1978—2003 年至少行选择性冠状动脉造影 2 次的 562 例川崎病合并冠状动脉病变病例,有 15 例病例出现 17 个新的冠状动脉扩张,并在川崎病发病后 1.9~19.2 年检测出,冠状动脉直径为 2.0~6.5mm。新出现的冠状动脉扩张或冠状动脉瘤并未引起心脏事件,在狭窄前后易出现冠状动脉扩张和瘤,与出现狭窄后血流动力学紊乱有关。Suda 等[10]报道了 76 例川崎病合并巨大冠状动脉瘤随访病例,平均发生年龄为 2.9 岁,平均随访 19 年,其中 7 例死亡,1 例行心脏移植,10 年、20 年和 30 年存活率分别为 95%、88% 和 88%,5 年、15 年和 25 年介入及外科手术的干预率分别为 28%、43% 和 59%,手术干预可缓解冠状动脉缺血。Noto 等[11]报道了 58 例有川崎病病史的患者(36 例病例经心导管造影检查证实冠状动脉病变,22 例病例无冠状动脉病变),这些患者在平均年龄 13.6 岁时接受首次多巴酚丁胺负荷超声心动图检查,此后平均随访 14.7 年,发现有 16 例患者出现主要心脏不良事件(MACEs),包括心源性死亡、非致死性心肌梗死和再血管化。预测 MACEs 的唯一独立危险因素是室壁运动峰度积分(WMSI)。

对 546 例川崎病病例平均随访 14.9 年,结果表明[12],患者在 15 岁后心脏不良事件的发生率低[0.246 起/(1000 人·年)],与正常组无显著性差异,冠状动脉瘤持续不退可预测心脏不良事件。Kwak 等[13] 报道了 11 例川崎病合并冠状动脉阻塞病例,平均发生阻塞的年龄为 5.9 岁,发病后 6.2 年±6.9年出现阻塞,对 4 例左冠状动脉前降支完全阻塞病例行冠状动脉搭桥手术,其中 3 例分别在 1 年、1.8 年和 4 年后均出现右冠状动脉完全阻塞,提示要密切随访右冠状动脉(因为可能新发阻塞)。Tsuda 等[14] 分析了 1980—2008年 50 例可能由于既往川崎病冠状动脉病变造成的成人急性冠状动脉综合征(ACS)病例。其中,男性病例有 43 例,ACS 发病年龄为 18~69 岁,冠状动脉瘤血栓阻塞病例有 43 例,其中巨大冠状动脉瘤病例有 40 例,死亡病例3 例,部分巨大冠状动脉瘤在急性期消退缓解后仍可进展为 ACS。对 60 例川崎病相关心肌梗死病例资料进行分析[15],心肌梗死发生在 3 个月~33 年;平均随访 16 年,30 年生存率为62.7%,25 年无室性心动过速事件的概率为28.5%,室性心动过速与心肌梗死后左心室射血分数相关。Dadlani 等[16] 报道了 9 例川崎病合并冠状动脉病变病例和 9 例川崎病无冠状动脉病变病例在发病一年后 CT 检查冠状动脉钙化积分。结果,川崎病合并冠状动脉病变组有 5 例钙化,这 5 例随访 2.5 年后仍发现有 4 例钙化,钙化积分最高的一例出现猝死;川崎病无冠状动脉病变组无钙化和冠状动脉事件发生。因此,在川崎病长期随访中,应注意冠状动脉是否有钙化。Kahn 等报道[17] 了一组涉及 70 例有川崎病病史的病例(平均发病 14.8 年)的资料。其中,44 例病例无冠状动脉病变,12 例病例有一过性扩张,14 例病例有冠状动脉瘤。用小剂量 CT 扫描冠状动脉并计算冠状动脉钙化容积积分,发现川崎病病史无合并冠状动脉病变组未见冠状动脉钙化,在川崎病病史合并冠状动脉瘤病例中有较严重的钙化。Lapierre 等[18] 收集了 1992—2006 年 50 例川崎病患者 65次冠状动脉造影资料,研究发现 18 例有异常,包括 10 例孤立性动脉瘤和 8 例与动脉瘤相关的狭窄或阻塞,在胸片上均见钙化表现。这表明,胸片中如发现冠状动脉部位钙化,可提示冠状动脉有狭窄、瘤或阻塞。此外,Liang 等[19] 报道了 17 例川崎病合并冠状动脉瘘(CAF)病例(瘘口均至肺动脉),308 例川崎病无 CAF 病例,两组在年龄、冠状动脉病变发生率、白细胞和血小板计数上均有显著性差异;17 例川崎病合并 CAF 的病例中,平均随访 45 个月有 7 例病例自

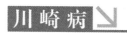
发关闭；无冠状动脉病变的热程短，自闭率高；川崎病病例中有 5% 左右合并 CAF，如无冠状动脉病变，预后尚可。

8.2　心肌功能

Moran[20]等应用无创性应力缩短和应力速度分析方法，对 25 例川崎病患者在 IVIG 治疗前后的心肌收缩功能进行评价。治疗前，14 例患者的心肌收缩功能降低（下降 2 个标准差）；治疗后，8 例患者的心肌收缩功能在 24 小时内恢复正常，5 例的心肌收缩功能在 6 个月内恢复正常，1 例的心肌收缩功能持续降低。而其中，对 IVIG 敏感的患者有 22 例，其中 17 例患者（治疗前，13 例的心肌收缩功能降低，4 例的心肌收缩功能在正常范围内）在治疗后收缩功能上升（上升 2 个标准差）；对 IVIG 耐药的患者有 3 例，收缩功能在治疗前后无明显变化。Selamet 等[21]在 41 例合并冠状动脉病变的川崎病患者（即冠状动脉病变组）和 75 例无冠状动脉病变的川崎病患者（即无冠状动脉病变组）中，应用超声心动图组织多普勒技术评价心脏舒张功能，发现冠状动脉病变组外侧壁 E 下降，二尖瓣早期减速时间延长；发病 0～30 天的外侧壁 E 和室间隔 E 明显低于发病 30 天后，表明川崎病早期有舒张功能减低。Kuramochi 等[22]评估了 71 例川崎病患者的信号均一心电图（SAECG），急性期 SAECG 的异常率为 18.2%，亚急性期和慢性期的异常率为 10.9%，有 4 例患者在三个时期均有异常，其中 2 例患者有一过性心室收缩功能降低。可见，SAECG 可用来评估川崎病心肌炎，但其预测价值需要进一步确定。Gillebert 等[23]随访了 35 例川崎病患者（94% 左冠状动脉受累，58% 右冠状动脉受累），平均随访 4 年，3 例患者的射血分数<50%，1 例行冠状动脉球囊扩张及支架植入术，随访未见冠状动脉病变复发、心律失常和死亡病例，提示预后良好。Velasco-Sanchez 等[24]应用右心室灌注核素扫描方法，评估了 23 例有川崎病病史无冠状动脉病变患者的右心室功能，发现右心室摄取量是左心室的 6%，运动后右心室摄取量比安静时增加 3 倍。Morrison 等[25]报道了有川崎病病史的患者 178 例，其中 47 例接受麻醉（34 例全麻，13 例深度镇静），结果 1 例在术后复苏期出现心功能不全。Kothur 等[26]收集了 2002－2006 年 20 例川崎病患者并随访 3 个月，这些患者在急性期均接

受了 IVIG 治疗,3 例患者心电图异常,随访后正常;用日本标准判断患者无冠状动脉病变,但用体表面积校正冠状动脉直径方法评价有 3 例冠状动脉病变;1 例患者表现左心室增大但功能正常;2 例患者超声心动图随访 1～2 年发现二尖瓣叶增厚;对 14 例患者行核素造影,发现 2 例患者有心肌缺血改变。

8.3　亚临床动脉粥样硬化

Gupta-Malhotra 等[27]比较了 27 例有川崎病病史的患者(即川崎病组,平均发病后 7～20 年)和 27 例对照者(即对照组),发现关于年龄、性别、体重指数(BMI)、腰臀比、血压、吸烟、家族史、饮食、高密度脂蛋白(HDL)、同型半胱氨酸、血糖、胰岛素、颈动脉中内膜厚度(IMT)、动脉硬度、CRP、炎症因子,两组无显著性差异;川崎病组总胆固醇、载脂蛋白 B(apoB)水平升高;无明显证据显示川崎病组动脉粥样硬化的发病率增高,但动脉粥样硬化的发病危险因素增加。Lin 等[28]应用磁共振谱分析血清脂质,发现有川崎病病史的儿童和成人极低密度脂蛋白(VLDL)、低密度脂蛋白(LDL)、甘油三酯和总胆固醇水平下降,其中儿童 LDL、LDL-胆固醇(LDL-C)水平及总胆固醇/HDL-胆固醇(HDC-C)比值更低,成人 HDL、HDL-胆固醇(HDL-C)水平更低,但 HDL-C 水平仍在正常范围,提示有川崎病史的儿童和成人均无粥样硬化风险升高的脂质谱表现。Albisetti 等[29]研究了川崎病发病后对纤溶的影响,研究涉及了 42 例既往有川崎病病史的患者和 26 例对照者,取血标本进行静脉栓塞压力测试,发现有川崎病病病史的患者对静脉栓塞纤溶反应下降,tPA 活化因子减少,血纤溶酶原和血纤维蛋白原水平升高,有无冠状动脉病变均有纤溶抑制,提示川崎病发病后有内皮功能紊乱,易发生动脉粥样硬化。Suzuki 等[30]收集了 1 例川崎病无冠状动脉病变、2 例川崎病合并冠状动脉病变和 2 例无川崎病病史患者的冠状动脉标本,免疫组化检测出川崎病患者冠状动脉平滑肌上均表达了 VEGF、PDFG-A 和 TGFβ;川崎病合并冠状动脉病变病例 TGFβ-Ⅱ的表达较 TGFβ-Ⅰ少;川崎病无冠状动脉病变和无川崎病病史患者 TGFβ-Ⅰ和 TGFβⅡ的表达相当;川崎病发病 13 个月后,冠状动脉仍受炎症影响,急性期后无内膜继续增殖的依据,但仍有动脉粥样硬化的风险。Tobayama 等[31]比较了 14 例川崎病病史患者(即川崎病组)和41例正常对照省(即正常对照组),发现川崎病组反应性充血诱导的外周动脉张力指数与患者急性期的热程呈负相关,反应性充血诱导的外周动脉反射波增强指数升高,其他指标(包括血压、生活方式和动脉粥样硬化血清学标记物等)无显著差异。这表明,川崎病急性期热程影响后期内皮细胞功能和炎症后纤维化,使动脉硬度升高,促动脉粥样硬化进展。McCrindle等[32]分析了52例川崎病后合并不同程度冠状动脉病变病例(平均发病后11.2年,35例为男性)的资料,发现动脉舒张压和apoAⅠ水平降低,糖化血红蛋白(HbA1c)水平升高,反应性充血和硝酸甘油介导的肱动脉反应性(BAR)无差异。因此,认为患川崎病后有部分粥样硬化的危险因素,但全身动脉内皮功能未受影响。Furuyama等[33]用PET评估川崎病后冠状动脉血管不同区域心肌血流贮备(MFR)和内皮功能,涉及的研究对象包括27例川崎病患者(平均年龄为17.2岁,平均发病年龄为1.9岁)和12例对照者;冠状动脉血管分为狭窄区、动脉瘤区、动脉瘤消退区和正常区;各区在安静时的MBF相似;与对照组比,川崎病后冠状动脉各区域MFR下降,充血性血流减少,提示川崎病患者内皮功能障碍和血流储备减少。Selamet等[34]对203例川崎病后患者(发病时间>12个月,年龄在11~29岁)和50例对照者进行研究,发现在平均发病11.6年后,川崎病患者左颈动脉峰值流速增快,左、右颈动脉搏动指数升高,而IMT和僵硬度无变化,提示川崎病后冠状动脉正常或轻度扩张患者的血管功能正常。用外周动脉张力计评估内皮功能[35]发现,与正常对照组比较,川崎病发病后5年以上的病例(即川崎病组,均为11岁以上无冠状动脉病变者)的反应性充血指数降低,扩张指数无明显变化,68%病例出现内皮功能下降,而对照组出现内皮功能下降的病例有12%;对川崎病组冠状动脉正常的儿童进行随访,也发现有内皮功能下降。Dalla等[36]分析了20例川崎病后患者(平均年龄为12.1岁±4.7岁)和28例正常对照者,检测颈动脉IMT。其川崎病患者的IMT及标准差积分均升高,川崎病合并冠状动脉病变患者的IMT进一步升高(15例),短期血压调节无显著性差异。这提示,川崎病患者无论冠状动脉是否受累,均有发生心血管疾病的风险。Shah等[37]收集了92例有川崎病病史的患者,平均发病8.3年,其中38例曾经有冠状动脉瘤(即冠状动脉瘤组);与无冠状动脉瘤组相比发现,冠状动脉瘤组的循环内皮细胞(CECs)、CD105(内皮细胞微粒

EMPs)、sVCAM-1 和 sICAM-1 水平升高；但两组的脉搏波传导速度（PWV）和颈动脉中内膜厚度（cIMT）无明显差异。Noto 等[38] 将 IMT≥正常 120% 和（或）弹性度（Ep）≥50kPa 定义为亚临床动脉粥样硬化标记，发现川崎病后合并冠状动脉病变的患者表现为内皮细胞功能障碍和动脉粥样硬化早期改变。该研究包括 35 例川崎病后患者（即川崎病组，年龄为 8～42 岁，均无其他传统心脏危险因素）和 35 例正常对照者（即正常对照组），比较两组肱动脉血流介导的血管扩张功能（FMD）、颈动脉 IMT 和 Ep。结果发现，川崎病组 BMI、脂质谱和 HbA1c 水平稍高，但无显著性差异；IMT 和 Ep 升高，FMD 降低，且与年龄相关；川崎病组有 15 例符合亚临床动脉粥样硬化改变；年龄＞22 岁是亚临床动脉粥样硬化的危险因素（OR16.54）。Ikemoto 等[39] 报道了 65 例川崎病后患者，年龄为 13.1 岁±2.1 岁，冠状动脉病变严重程度与 FMD 呈负相关，与颈内动脉直径无关，反映为内皮舒张功能下降。Iemura 等[40] 随访 27 例川崎病后患者 10 年以上。这些患者按动脉瘤直径，被分为直径≥4mm 组、直径＜4mm 组、冠状动脉正常组和先天性心脏病对照组。所有川崎病患者冠脉造影显示无冠脉狭窄和冠脉壁不规则。但血管内超声显示，前两组冠状动脉内膜增厚，乙酰胆碱血管收缩明显，硝酸异山梨醇血管舒张减弱，提示川崎病动脉瘤消退后仍有内皮功能障碍，动脉粥样硬化风险增加，要长期随访。Maurice 等[41] 收集了 4 例川崎病后患者（平均年龄为 15 岁）和 5 例对照（平均年龄为 13 岁），用可视血流方法评估主动脉重构，即用主动脉壁移位和张力评估主动脉硬度。结果发现，川崎病后患者主动脉壁移位和张力下降，表明主动脉硬度增加。Vaujois 等[42] 报道了 45 例川崎病无冠状动脉病变患者（即无冠状动脉病变组）和 12 例川崎病合并冠状动脉病变患者（即冠状动脉病变组，发病 1 年以上），计算主动脉生物物理特征（BPA）Z 积分。结果，冠状动脉病变组 Z 积分有显著改变，无冠状动脉病变组弹性、僵硬度和脉搏波传导速度也有显著变化，表明川崎病血管炎消退后仍有 BPA 改变。

8.4 心律失常

Kawai 等[43] 的随访资料表明，川崎病后患者的心脏后遗症发生率逐步下降，但 ECG 异常的发生率升高。Hirata 等[44] 比较了 860 名有川崎病病史的高中生和 308729 名对照者,发现两组的身高、体重无显著性差异,ECG 异常比为 10% vs. 3%。Gravel 等[45]分析了 25 例川崎病无冠状动脉病变病例、28 例川崎病合并冠状动脉病变病例、18 例川崎病合并严重并发症病例和 28 例对照者,发现川崎病各组的 QT 离散度(QT dispersion)异常比例相当(波动幅度在 29%～36%),川崎病后儿童心电图检查 QT 离散度较正常对照组增加。这提示,川崎病患者无论冠状动脉是否受累,在安静和运动时均有心肌复极异常。Ghelani 等[46]研究 20 例恢复期川崎病无冠状动脉病变病例(即川崎病组)和 20 例对照者(即对照组),测定校正 QT 离散度(QTc 离散度)。结果,川崎病组 QTc 离散度均升高,IVIG 延迟治疗与 QTc 离散度无相关性。这表明,川崎病病例发病后心室复极不均一,室性心律失常发生的风险增加。Kuriki 等[47]用 QT 变异指数(QTVI)评估 25 例川崎病患者的心肌复极能力,发现 QTVI 在急性期升高,此后逐渐下降恢复至正常水平,并与体温和 CRP 呈正相关,研究表明 QTVI 在急性期升高,与炎症反应相关。Dahdah 等[48]用信号均一心电图(SAECG)和 QT 离散度评估川崎病并发冠状动脉病变的心肌后电位,其中 13 例病例持续冠状动脉病变(即持续病变组),12 例持续 3 个月以上冠状动脉病变后消退,13 例持续 3 个月以下冠状动脉病变后消退。结果发现,持续病变组终端 40 毫秒的均方根振幅(RMS40)缩短,QT 离散度更长;提示除极和复极参数改变,发生室性心律失常的风险增加。Kikuchi 等[49]分析了 6 例川崎病合并心肌梗死患者(即川崎病组)和 16 例正常对照者(即正常对照组)的 24 小时 ECG 监测心率变异性(HRV)。结果显示,两组正常 R-R 间期均值的标准差(SDNN)无显著性差异,相邻两个时差大于 50 毫秒的 RR 间期比例(pNN50)和连续 R-R 间期差异时域分析的均方根(rMSSD)有显著性差异;川崎病组患者高频功率(HF)降低,低频功率(LF)/HF 升高。这提示,川崎病合并心肌梗死后迷走活性下降,可致恶性心律失常。Sumitomo 等[50]对 40 例有川崎病病史合并中重度冠状动脉病变的患者(平均年龄为 10.3 岁±5.1 岁)进行电生理研究,4 例存在心律失常,其中 3 例为房室结双径路,1 例为非持续性房颤。结果表明,电生理参数与冠状动脉狭窄或阻塞无显著相关性,但川崎病患者窦房结和房室结功能异常的发生率较正常人群高,这可能与川崎病心肌炎导致窦房结、房室结微循环障碍有关。

8.5　过敏性疾病

Hwang 等[51]对 1997—2010 年 200 例川崎病病例进行研究,发现川崎病后,60％以上的患者会出现特异性体质,与对照组相比,特异性体质(过敏性皮炎、过敏性鼻炎和哮喘)的发病风险增加(OR1.61),男性发生过敏性皮炎的风险高(OR 3.02),表明川崎病发病后特异性体质增加。Kuo 等[52]对 253 例川崎病儿童进行了 6 年过敏原监测。结果,与对照组相比,川崎病患者过敏性疾病发生率高,哮喘发生风险增加 1.51 倍,过敏性鼻炎发生风险增加1.30倍,表明川崎病后过敏性疾病发生风险增加。Tsai 等[53]评估了 1997—2004年川崎病患者与过敏性疾病的关系(特应性皮炎、过敏性鼻炎、哮喘和荨麻疹),发现川崎病患者过敏性疾病增多,过敏性鼻炎 OR 为 1.3,哮喘OR 为 1.16,这一高发趋势持续到学龄期。Liew 等[54]比较 93 例川崎病患者和他们的同胞 93 例,发现川崎病组过敏性鼻炎多见,1 岁后发病的川崎病组发生过敏性鼻炎的概率更高;川崎病无冠状动脉病变组过敏性鼻炎的概率较同胞高,表明川崎病后过敏性疾病的发生率增高。

8.6　其　他

Hoshino 等[55]分析了 20 例有川崎病病史的患者外周血管病变情况,平均发病月龄为 1～20 个月,最后一次外周血管造影在发病后 16 个月～24 年,全部患者在外周动脉至少有一个动脉瘤,其中 16 例患者有多个动脉瘤;动脉瘤发生最多的动脉依次为肱动脉(30 个)、髂内动脉(21 个)、髂总动脉(20 个)和腹主动脉(7 个);川崎病发病 20 年后,外周动脉瘤消退率和狭窄的发生率分别为 51％和 25％;发生狭窄的病例,最初动脉瘤直径均大于 10mm,表明外周血管瘤可呈对称性发生,预后与早期动脉瘤直径有关,病理演变与冠状动脉瘤相似。Sugimoto 等[56]用心导管测定肺血管阻力(PVR),47 例川崎病合并冠状动脉病变患者被分为冠状动脉病变持续组(28 例)和冠状动脉病变消退组(19 例)。结果发现,冠状动脉病变持续组肺血管顺应性下降,肺血管床僵硬度升高,反射波增加,导致血流动力学异常,提示川崎病血管炎可致肺动脉壁慢性改变。Knott 等[57]对 62 例川崎病患者随访 29 个月,用调查问

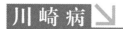
卷收集听力损伤的情况。随访前,有 19 例患者感音神经性听觉丧失(SNHL),6 例患者传导性听觉丧失;随访 29 个月,只有 2 例患者感音神经性听觉丧失。Magalhaes 等[58]报道了 2005－2007 年共 40 例川崎病病例声导抗检测。其中,10 例合并冠状动脉病变;22 例出现 SNHL,其中只有 3 例是家长发现的,有 12 例 SNHL 持续了 6 个月,其中 10 例表现为血小板计数增多、血红蛋白水平降低和 ESR 增高,这表明 SNHL 的发生率较冠状动脉病变高,并与临床指标有一定关联,应予以重视。Alves 等[59]分析了 115 例川崎病患者的并发症,发现冠状动脉病变的发生率为 21.7%,急性和亚急性期 SNHL 的发生率为 33%(6 个月后为 11.3%),面瘫的发生率为 0.9%,共济失调的发生率为 9.5%,眼科并发症的发生率为 13.2%,23 例患者恢复期出现行为异常。Baker 等[60]报道,川崎病无冠状动脉病变儿童的生理和心理健康情况同正常儿童,但是川崎病儿童的父母健康意识低,川崎病合并巨大冠状动脉瘤儿童的健康评分低。Carlton-Conway 等[61]用行为筛选表评估有川崎病病史的儿童,并以住院川崎病患者和患者同胞为对照,发现川崎病与行为后遗症相关,应重视长期随访。Tacke 等[62]对 280 例有川崎病病史的儿童进行随访,并用健康相关生活质量量表(HRQOL)进行研究。与正常儿童的数据进行比较,0～5 岁男性川崎病患者 HRQOL 下降(多动,情绪障碍),而冠状动脉病变与 HRQOL 无相关性。King 等[63]随访研究有川崎病病史的患者的认知行为,发现这些患者在认知和学习方法上无变化,但在内向行为和注意力上有显著改变。

参考文献

[1]Lee MH, Dai ZK, Lee MS, et al. The recommended frequency of echocardiography in follow-up evaluation of patients with Kawasaki disease [J]. Acta Paediatr Taiwan, 2005, 46(6): 346-351.

[2]Ohkubo T, Fukazawa R, Ikegami E, et al. Reduced shear stress and disturbed flow may lead to coronary aneurysm and thrombus formations [J]. Pediatr Int, 2007, 49(1): 1-7.

[3]Narayanan SN, Ahamed MZ, Safia M. Cardiovascular involvement in

Kawasaki disease [J]. Indian Pediatr, 2005, 42(9): 918-922.

[4]McNeal-Davidson A, Fournier A, Scuccimarri R, et al. The fate and observed management of giant coronary artery aneurysms secondary to Kawasaki disease in the Province of Quebec: the complete series since 1976 [J]. Pediatr Cardiol, 2013, 34(1): 170-178.

[5]Samada K, Shiraishi H, Sato A, et al. Grown-up Kawasaki disease patients who have giant coronary aneurysms [J]. World J Pediatr, 2010, 6 (1): 38-42.

[6]Wilson N, Heaton P, Calder L, et al. Kawasaki disease with severe cardiac sequelae: lessons from recent New Zealand experience [J]. J Paediatr Child Health, 2004, 40(9-10): 524-549.

[7]Gong F, Shiraishi H, Momoi MY. Follow-up of coronary artery lesions caused by Kawasaki disease and the value of coronary angiography [J]. Chin Med J (Engl), 2002, 115(5): 681-684.

[8]Daniels LB, Tjajadi MS, Walford HH, et al. Prevalence of Kawasaki disease in young adults with suspected myocardial ischemia [J]. Circulation, 2012, 125(20): 2447-2453.

[9]Tsuda E, Kamiya T, Ono Y, et al. Dilated coronary arterial lesions in the late period after Kawasaki disease [J]. Heart, 2005, 91(2): 177-182.

[10]Suda K, Iemura M, Nishiono H, et al. Long-term prognosis of patients with Kawasaki disease complicated by giant coronary aneurysms: a single-institution experience [J]. Circulation, 2011, 123 (17): 1836-1842.

[11]Noto N, Kamiyama H, Karasawa K, et al. Long-term prognostic impact of dobutamine stress echocardiography in patients with Kawasaki disease and coronary artery lesions: a 15-year follow-up study [J]. J Am Coll Cardiol, 2014, 63(4): 337-344.

[12]Holve TJ, Patel A, Chau Q, et al. Long-term cardiovascular outcomes in survivors of Kawasaki disease [J]. Pediatrics, 2014, 133 (2): e305-e311.

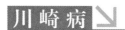
[13]Kwak JH, Song J, Kang IS, et al. Changes in coronary perfusion after occlusion of coronary arteries in Kawasaki disease [J]. Yonsei Med J, 2014, 55(2): 353-359.

[14]Tsuda E, Abe T, Tamaki W. Acute coronary syndrome in adult patients with coronary artery lesions caused by Kawasaki disease: review of case reports [J]. Cardiol Young, 2011, 21(1): 74-82.

[15]Tsuda E, Hirata T, Matsuo O, et al. The 30-year outcome for patients after myocardial infarction due to coronary artery lesions caused by Kawasaki disease [J]. Pediatr Cardiol, 2011, 32(2): 176-182.

[16]Dadlani GH, Gingell RL, Orie JD, et al. Coronary artery calcifications in the long-term follow-up of Kawasaki disease [J]. Am Heart J, 2005, 150(5): 1016.

[17]Kahn AM, Budoff MJ, Daniels LB, et al. Calcium scoring in patients with a history of Kawasaki disease [J]. JACC Cardiovasc Imaging, 2012, 5(3): 264-272.

[18]Lapierre C, Bitsch A, Guerin R, et al. Follow-up chest X-ray in patients with Kawasaki disease: the significance and clinical application of coronary artery macro-calcification [J]. Pediatr Cardiol, 2010, 31(1): 56-61.

[19]Liang CD, Kuo HC, Yang KD, et al. Coronary artery fistula associated with Kawasaki disease [J]. Am Heart J, 2009, 157(3): 584-588.

[20]Moran AM, Newburger JW, Sanders SP, et al. Abnormal myocardial mechanics in Kawasaki disease: rapid response to gamma-globulin [J]. Am Heart J, 2000, 139(2 Pt 1): 217-223.

[21]Selamet TES, Newburger JW, Graham D, et al. Diastolic function in children with Kawasaki disease [J]. Int J Cardiol, 2011, 148(3): 309-312.

[22]Kuramochi Y, Takechi N, Ohkubo T, et al. Longitudinal estimation of signal-averaged electrocardiograms in patients with Kawasaki disease [J]. Pediatr Int, 2002, 44(1): 12-17.

[23]Gillebert C, Vandeyk K, Troost E, et al. Mid-term outcome of

patients with Kawasaki disease, single-center experience [J]. Acta Cardiol, 2010, 65(3): 291-295.

[24]Velasco-Sanchez D, Lambert R, Turpin S, et al. Right ventricle myocardial perfusion scintigraphy: feasibility and expected values in children [J]. Pediatr Cardiol, 2012, 33(2): 295-301.

[25]Morrison JE, Anderson M, Chan KC, et al. A 15-year review of children with Kawasaki's syndrome having general anesthesia or deep sedation [J]. Paediatr Anaesth, 2005, 15(12): 1053-1058.

[26]Kothur K, Singh S, Sharma Y, et al. Prospective follow-up cardiac evaluation of children with Kawasaki disease in Northern India using the Japanese echocardiography criteria [J]. J Cardiol, 2007, 50(5): 299-307.

[27]Gupta-Malhotra M, Gruber D, Abraham SS, et al. Atherosclerosis in survivors of Kawasaki disease [J]. J Pediatr, 2009, 155(4): 572-577.

[28]Lin J, Jain S, Sun X, et al. Lipoprotein particle concentrations in children and adults following Kawasaki disease [J]. J Pediatr, 2014, 165(4): 727-731.

[29]Albisetti M, Chan AK, McCrindle BW, et al. Fibrinolytic response to venous occlusion is decreased in patients after Kawasaki disease [J]. Blood Coagul Fibrinolysis, 2003, 14(2): 181-186.

[30]Suzuki A, Miyagawa-Tomita S, Komatsu K, et al. Immunohistochemical study of apparently intact coronary artery in a child after Kawasaki disease [J]. Pediatr Int, 2004, 46(5): 590-596.

[31]Tobayama H, Takahashi K, Fukunaga H, et al. Analysis of arterial function in adults with a history of Kawasaki disease [J]. J Cardiol, 2013, 61(5): 330-335.

[32]McCrindle BW, McIntyre S, Kim C, et al. Are patients after Kawasaki disease at increased risk for accelerated atherosclerosis [J]. J Pediatr, 2007, 151(3): 244-248.

[33]Furuyama H, Odagawa Y, Katoh C, et al. Altered myocardial flow reserve and endothelial function late after Kawasaki disease [J]. J Pe-

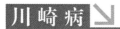
diatr, 2003, 142(2): 149-154.

[34]Selamet TES, Gal D, Gauvreau K, et al. Vascular health in Kawasaki disease [J]. J Am Coll Cardiol, 2013, 62(12): 1114-1121.

[35]Pinto FF, Laranjo S, Parames F, et al. Long-term evaluation of endothelial function in Kawasaki disease patients [J]. Cardiol Young, 2013, 23(4): 517-522.

[36]Dalla PR, Bechtold S, Urschel S, et al. Subclinical atherosclerosis, but normal autonomic function after Kawasaki disease [J]. J Pediatr, 2007, 151(3): 239-243.

[37]Shah V, Christov G, Mukasa T, et al. Cardiovascular status after Kawasaki disease in the UK [J]. Heart, 2015, 101(20): 1646-1655.

[38]Noto N, Okada T, Karasawa K, et al. Age-related acceleration of endothelial dysfunction and subclinical atherosclerosis in subjects with coronary artery lesions after Kawasaki disease [J]. Pediatr Cardiol, 2009, 30(3): 262-268.

[39]Ikemoto Y, Ogino H, Teraguchi M, et al. Evaluation of preclinical atherosclerosis by flow-mediated dilatation of the brachial artery and carotid artery analysis in patients with a history of Kawasaki disease [J]. Pediatr Cardiol, 2005, 26(6): 782-786.

[40]Iemura M, Ishii M, Sugimura T, et al. Long term consequences of regressed coronary aneurysms after Kawasaki disease: vascular wall morphology and function [J]. Heart, 2000, 83(3): 307-311.

[41]Maurice RL, Dahdah N. Characterization of aortic remodeling following Kawasaki disease: toward a fully developed automatic biparametric model [J]. Med Phys, 2012, 39(10): 6104-6110.

[42]Vaujois L, Dallaire F, Maurice RL, et al. The biophysical properties of the aorta are altered following Kawasaki disease [J]. J Am Soc Echocardiogr, 2013, 26(12): 1388-1396.

[43]Kawai K, Yashiro M, Nakamura Y, et al. Relationship between the cumulative incidence of Kawasaki disease and the prevalence of electrocardiographic abnormalities in birth-year cohorts [J]. J Epidemiol,

2010，20(6)：453-459.

[44]Hirata S，Nakamura Y，Matsumoto K，et al. Long-term consequences of Kawasaki disease among first-year junior high school students [J]. Arch Pediatr Adolesc Med，2002，156(1)：77-80.

[45]Gravel H，Dahdah N，Fournier A，et al. Ventricular repolarisation during exercise challenge occurring late after Kawasaki disease [J]. Pediatr Cardiol，2012，33(5)：728-734.

[46]Ghelani SJ，Singh S，Manojkumar R. QT interval dispersion in North Indian children with Kawasaki disease without overt coronary artery abnormalities [J]. Rheumatol Int，2011，31(3)：301-305.

[47]Kuriki M，Fujino M，Tanaka K，et al. Ventricular repolarization lability in children with Kawasaki disease [J]. Pediatr Cardiol，2011，32(4)：487-491.

[48]Dahdah NS，Jaeggi E，Fournier A. Electrocardiographic depolarization and repolarization：long-term after Kawasaki disease. Pediatr Cardiol，2002，23(5)：513-517.

[49]Kikuchi Y，Sato Y，Ichihashi K，et al. Autonomic function in Kawasaki disease with myocardial infarction：usefulness of monitoring heart rate variability [J]. Pediatr Int，2003，45(4)：407-409.

[50]Sumitomo N，Karasawa K，Taniguchi K，et al. Association of sinus node dysfunction，atrioventricular node conduction abnormality and ventricular arrhythmia in patients with Kawasaki disease and coronary involvement [J]. Circ J，2008，72(2)：274-280.

[51]Hwang CY，Hwang YY，Chen YJ，et al. Atopic diathesis in patients with Kawasaki disease [J]. J Pediatr，2013，163(3)：811-815.

[52]Kuo HC，Chang WC，Yang KD，et al. Kawasaki disease and subsequent risk of allergic diseases：a population-based matched cohort study [J]. BMC Pediatr，2013，13：38.

[53]Tsai YJ，Lin CH，Fu LS，et al. The association between Kawasaki disease and allergic diseases，from infancy to school age [J]. Allergy Asthma Proc，2013，34(5)：467-472.

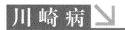

[54]Liew WK, Lim CW, Tan TH, et al. The effect of Kawasaki disease on childhood allergies—a sibling control study [J]. Pediatr Allergy Immunol, 2011, 22(5): 488-493.

[55]Hoshino S, Tsuda E, Yamada O. Characteristics and Fate of Systemic Artery Aneurysm after Kawasaki Disease [J]. J Pediatr, 2015, 167 (1): 108-12. e1-2.

[56]Sugimoto M, Ishido H, Seki M, et al. Findings in the pulmonary vascular bed in the remote phase after Kawasaki disease [J]. Am J Cardiol, 2012, 109(8): 1219-1222.

[57]Knott PD, Orloff LA, Harris JP, et al. Sensorineural hearing loss and Kawasaki disease: a prospective study [J]. Am J Otolaryngol, 2001, 22(5): 343-348.

[58]Magalhaes CM, Magalhaes ANR, Oliveira KM, et al. Sensorineural hearing loss: an underdiagnosed complication of Kawasaki disease [J]. J Clin Rheumatol, 2010, 16(7): 322-325.

[59]Alves NR, Magalhaes CM, Almeida RF, et al. Prospective study of Kawasaki disease complications: review of 115 cases [J]. Rev Assoc Med Bras, 2011, 57(3): 295-300.

[60]Baker AL, Gauvreau K, Newburger JW, et al. Physical and psychosocial health in children who have had Kawasaki disease [J]. Pediatrics, 2003, 111(3): 579-583.

[61]Carlton-Conway D, Ahluwalia R, Henry L, et al. Behaviour sequelae following acute Kawasaki disease [J]. BMC Pediatr, 2005, 5(1): 14.

[62]Tacke CE, Haverman L, Berk BM, et al. Quality of life and behavioral functioning in Dutch children with a history of Kawasaki disease [J]. J Pediatr, 2012, 161(2): 314-319. e1.

[63]King WJ, Schlieper A, Birdi N, et al. The effect of Kawasaki disease on cognition and behavior [J]. Arch Pediatr Adolesc Med, 2000, 154 (5): 463-468.

第9章　诊断相关研究进展

9.1　川崎病诊断

日本川崎病研究委员会在 1984 年提出了川崎病诊断标准[1]。根据该标准，在下述 6 项主要临床症状中应至少满足 5 项，才能确诊川崎病：①不明原因的发热，持续 5 天或更久；②双侧结膜充血；③口腔及咽部黏膜弥漫性充血，唇发红及干裂，并呈杨梅舌；④发病初期手足硬肿和掌跖发红，以及恢复期指趾端出现膜状脱皮；⑤躯干部有多形红斑，但无水疱及结痂；⑥颈淋巴结非化脓性肿胀，其直径达 1.5cm 或更大。但如二维超声心动图或冠状动脉造影查出冠状动脉瘤或冠状动脉扩张，则四条主要症状阳性即可确诊。此后，日本 2002 年第 5 版川崎病标准[2]对发热时间≥5 天这一项标准进行了修订，即包括发热 5 天内经治疗体温下降的病例。

2004 年，AHA 标准（称 AHA2004 标准）[3]提出确诊应满足发热持续 5 天以上并伴有 4 或 5 项主要症状；而发热 5 天以上并伴其他主要临床表现不足 4 项者，若二维超声心动图或冠状动脉造影发现冠状动脉病变，则可诊断为川崎病；所列入的症状与日本标准相同，但发热在美国标准中为必要条件。Ghelani 等[4]比较了 AHA 标准实施前后两组川崎病病例，包括 2000 年 7 月—2002 年 6 月共 85 例病例，2007 年 7 月—2009 年 6 月共 118 例病例。在两组病例中，不完全性川崎病比例为 24% vs. 47%，诊断川崎病只有发热＋两个主要标准的比例为 2.4% vs. 16.9%，月龄为 26 个月 vs. 38.5 个月，冠状动脉病变发生率为 15.3% vs. 16.1%。这表明，AHA2004 标准实施后，不完全性川崎病病例增多，冠状动脉病变发生率稳定，年龄有增大趋势，实验室指标相似。1981—2006 年，美国 4 个中心研究[5]纳入了 195 例川崎病合并冠状动脉病变患者(符合 Z>3 分或日本标准),并让其在发病 21 天内接受 IVIG 治疗,根据美国 AHA2004 标准,与传统诊断标准相比,共有 137 例川崎病患者接受了 IVIG 治疗,提高了 IVIG 在川崎病合并冠状动脉病变患者中的应用率。

9.2　不完全性川崎病诊断

日本 Sonobe 等[6]和 Muta 等[7]提出,临床表现项数≤4 个主要标准,不论有无冠状动脉病变,排除其他需与川崎病鉴别的疾病即可诊断不完全性川崎病。此标准在临床应用方便且有助于早期诊断和及时治疗。我国香港地区 Sung 等[8]和我国台湾地区 Chang 等[9]、Chuang 等[10]将不完全性川崎病定义为发热 5 天以上且伴有 4 个以下主要临床表现,同时有冠状动脉病变。

2004 年,美国 AHA 制定了不完全性川崎病诊断的详细流程[3],即发热≥5 天,具有 2 项或 3 项临床指标,且 CRP 水平≥30mg/L 和(或)ESR≥40mm/h,有以下 3 项及 3 项以上实验室指标者可确诊,包括:①ALB 水平≤30g/L;②年龄校正的贫血;③ALT 水平升高;④发热一周后血小板计数≥450×10^9/L;⑤外周血白细胞计数≥15×10^9/L,以中性粒细胞为主;⑥尿常规白细胞计数≥10/HP。如患者 CRP 水平和 ESR 均未升高但出现膜状脱皮,或患者辅助指标不足 3 项,则有超声心动图异常亦可诊断(包括 LADZ 或 RCAZ≥2.5,或符合日本冠状动脉损伤标准,或符合以下 3 项及 3 项以上者:①冠状动脉血管壁回声增强;②冠状动脉无逐渐变细的征象;③左心室收缩功能下降;④二尖瓣反流;⑤心包积液;⑥LADZ 或 RCAZ 积分为 2.0~2.5)。

9.3　IVIG 耐药川崎病诊断

美国 Moffett 等[11]开展的一项全国性调查表明,IVIG 耐药川崎病发生率为16.3%(8.0%~26.8%);在 IVIG 耐药川崎病发生率高的医院中,非裔美籍患者的 IVIG 耐药川崎病发生率比不是非裔美籍患者高(26.5% vs. 20.1%),超声心动图检查比例则较低(93.6% vs. 97.1%)。美国 AHA2004 标准[3]将 IVIG 耐药川崎病定义为川崎病患者在经首剂 IVIG 治疗 36 小时后仍持续发热或再次出现发热。但实际临床工作和研究报道,对 IVIG 耐药川崎病中采用的标准略有差异。美国 Tremoulet 等[12]将 IVIG 耐药川崎病定义为 IVIG 治疗后 2～7 天持续或再次出现发热(体温＞38℃)。日本Sano 等[13]则定义为 IVIG 治疗后仍持续 24 小时发热(体温＞37.5℃)。日本 Uehara等[14]则定义为首剂 IVIG 治疗不佳,需要追加治疗的川崎病患者。日本 Kobayashi 等[15]则定义为患者在首剂 IVIG 治疗 24 小时后持续或再次发热(体温＞37.5℃),并符合至少一项主要标准。日本 Egami 等[16]则定义为 IVIG 治疗 48 小时后仍发热(体温＞37.5℃),CRP 水平下降＜50％。北京儿童医院Fu 等[17]将 IVIG 耐药川崎病定义为 IVIG 治疗后 48 小时～2 周仍持续或再次出现发热(体温＞37.3℃),并伴有至少一项主要诊断标准。韩国 Cha 等[18]将 IVIG 耐药川崎病定义为 IVIG 治疗后 2～7 天再次出现发热,并伴有至少一项主要标准。

9.4　延迟诊断川崎病和川崎病复发的诊断

多项研究[19-22]将延迟诊断川崎病定义为川崎病发病(发热)10 天后接受首次 IVIG 治疗,表明对延迟诊断治疗的认识较为一致。

北京儿童医院 Yang 等[23]将川崎病复发定义为川崎病首次发病间隔 2 个月后再次发病。加拿大 Chahal 等[24]将川崎病复发定义为川崎病首次发病至少 14 天,炎症指标恢复正常后,再次出现川崎病临床主要表现。西班牙 Moreno 等[25]将川崎病复发定义为患者出院前川崎病症状再次出现。

9.5　川崎病合并冠状动脉损伤的诊断

日本川崎病研究委员会 1984 年提出的冠状动脉损伤标准[1]如下:5 岁以下儿童的冠状动脉直径＞3mm,5 岁以上儿童的冠状动脉直径＞4mm;或受损伤的冠状动脉直径大于邻近冠状动脉的 1.5 倍,或冠状动脉回声测定不规则。此标准由于简便易用,曾被广泛使用。但是由于此标准未考虑生长发育的影响,因此后来又出现用 Z 值评估冠状动脉损伤的方法,即 Z 值方法。

Z值方法又称标准差的离差法,是基于正态分布数据的一个量化指标。其计算公式为(实测冠状动脉内径数值－回归方程预测值)/正常值标准差。1998 年,美国波士顿儿童医院 de Zorzi 等[26]首先应用体表面积(BSA)校正后的 Z 值评价冠状动脉损伤程度,研究人群为根据日本标准判定的冠状动脉正常的 125 例川崎病病例组和 89 例(其中 87% 为白人)正常对照组,得出预测方程:$LCA=1.688+0.995\times BSA,SD=0.42$;$LAD=1.186+0.820\times BSA,SD=0.356$;$RCA=1.503+0.499\times BSA,SD=0.398$。2004 年美国 AHA 标准[3]推荐用 Z 值方法评估冠状动脉(LAD 和 RCA,对于左冠状动脉主干要慎重),将冠状动脉内径 Z 值$\geq+2.5$定义为冠状动脉扩张,但同时也指出由于 Z 值方法仅评估了连续冠状动脉中的特定点,因而日本标准提出的冠状动脉直径大于邻近冠状动脉的 1.5 倍及冠状动脉回声不规则仍具有价值。

由于不同国家和地区人群存在基因多态性差异,因此诸多学者对冠状动脉直径的正常值进行了研究。2002 年,日本 Kurotobi 等[27]检测 71 例正常儿童冠状动脉得出预测方程:$LCA=1.219+1.339\times BSA,SD=0.37$;$LAD=0.863+1.276\times BSA,SD=0.24$;$RCA=0.871+1.187\times BSA,SD=0.23$。2003 年,新加坡 Tan 等[28]对 390 例正常亚洲儿童进行了检测,发现冠状动脉与主动脉(AO)直径比值呈线性相关,即 $LCA/AO=0.15\pm0.02$,$RCA/AO=0.13\pm0.02$,当比值大于 2 个 SD 时可考虑冠状动脉扩张。2007 年,波士顿儿童医院 McCrindle 等[29]分析了 221 例正常儿童资料,得出方程:$LCA=0.31747\times BSA^{0.36008}-0.02887,SD=0.03040+0.01514\times BSA$;$LAD=0.26108\times BSA^{0.37893}-0.02852,SD=0.01465+0.01996\times BSA$;$RCA=0.26117\times BSA^{0.39992}-0.02756,SD=0.02407+0.01597\times BSA$。2013 年,吉林大学第一医院李艳飞等[30]分析了 1036 例正常儿童,得出方程:$LCA=0.317+2.162\times BSA^{0.5},SD=0.243$;$RCA=0.177+2.023\times BSA^{0.5}$,$SD=0.236$。

但在实际临床应用中,由于不同研究单位对川崎病的认识程度和历史传统原因不同,研究目的也不同,因此对冠状动脉损伤的定义也有不同。冠状动脉损伤通常泛指冠状动脉受累,包括冠状动脉扩张(CAD)、冠状动脉瘤(CAA)和冠状动脉巨大瘤(GCA)。北京儿童医院制定的冠状动脉病变标准[31]在国内曾被广泛应用,即:0~3岁儿童冠状动脉内径≥2.5mm,3~9岁儿童≥3.0mm,9~14岁儿童≥3.5mm,即有冠状动脉病变。浙江大学医学院附属儿童医院亦采用此标准对川崎病开展研究,并在风湿性疾病顶级期刊 *Arthritis and rheumatism* 上发表研究结果[32],得到了国际同行的认可。我国香港地区 Sung 等[8]在研究中将冠状动脉损伤定义为 1 岁以下患者冠状动脉内径＞2mm,1 岁以上患者冠状动脉内径＞3mm。我国台湾地区 Juan 等[21]将冠状动脉病变定义为内径＞3mm、大于邻近冠状动脉的1.5 倍、管腔不规则或管壁亮度增加。台湾地区 Chang 等[9]将 6 月龄以下患者的冠状动脉病变定义为内径＞3mm、大于邻近冠状动脉内径的 1.5 倍、管腔不规则或管壁亮度增加。台湾地区 Chuang 等[10]将 3 月龄以下患者的冠状动脉病变定义为内径＞2mm、大于邻近冠状动脉内径的 1.5 倍、管腔不规则。西班牙 Moreno 等[25]将冠状动脉病变定义为冠状动脉内径＞3mm、管腔不规则或管壁亮度增加。日本 Sano 等[13]将冠状动脉 Z 值≥3.0 定义为 CAD,Z 值≥5.0 定义为 CAA。Tremoulet 等[12]在研究中将 Z 值＜2.5 定义为无冠状动脉病变,2.5≤Z 值＜4 定义为 CAD,Z≥4.0 定义为 CAA。美国 Wilder 等[20]将 CAA 定义为 Z 值＞3,或受损伤动脉内径大于邻近冠状动脉内径的 1.5 倍。Harada 等[33]将 4mm≤冠状动脉内径＜8mm 定义为中度冠状动脉瘤,将冠状动脉内径＞8mm 定义为巨型冠状动脉瘤。重庆儿童医院[34]在研究中也使用这一标准。日本 Muta 等[7]将暂时性扩张定义为首次超声心动图检查提示冠状动脉扩张,发病 1 个月内复查超声心动图冠状动脉恢复正常;将持续性扩张定义为首次超声心动图检查提示冠状动脉扩张,出院 1 个月复查超声心动图,冠状动脉仍有扩张。

参考文献

[1]Research Committee on Kawasaki Disease. Report of Subcommittee on Standardization of Diagnostic Criteria and Reporting of Coronary Artery Lesions in Kawasaki Disease[M]. Tokyo:Japanese Ministry of Health and Welfare,1984.

[2]Ayusawa M,Sonobe T,Uemura S,et al. Revision of diagnostic guide-lines for Kawasaki disease(the 5th revised edition)[J]. Pediatr Int,

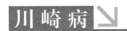
2005, 47(2): 232-234.

[3] Newburger JW, Takahashi M, Gerber MA, et al. Diagnosis, treatment, and long-term management of Kawasaki disease: a statement for health professionals from the Committee on Rheumatic Fever, Endocarditis and Kawasaki Disease, Council on Cardiovascular Disease in the Young, American Heart Association [J]. Circulation, 2004, 110(17): 2747-2771.

[4] Ghelani SJ, Sable C, Wiedermann BL, et al. Increased incidence of incomplete Kawasaki disease at a pediatric hospital after publication of the 2004 American Heart Association guidelines [J]. Pediatr Cardiol, 2012, 33(7): 1097-1103.

[5] Yellen ES, Gauvreau K, Takahashi M, et al. Performance of 2004 American Heart Association recommendations for treatment of Kawasaki disease [J]. Pediatrics, 2010, 125(2): e234-e241.

[6] Sonobe T, Kiyosawa N, Tsuchiya K, et al. Prevalence of coronary artery abnormality in incomplete Kawasaki disease [J]. Pediatr Int, 2007, 49(4): 421-426.

[7] Muta H, Ishii M, Furui J, et al. Risk factors associated with the need for additional intravenous gamma-globulin therapy for Kawasaki disease [J]. Acta Paediatr, 2006, 95(2): 189-193.

[8] Sung RY, Ng YM, Choi KC, et al. Lack of association of cervical lymphadenopathy and coronary artery complications in Kawasaki disease [J]. Pediatr Infect Dis J, 2006, 25(6): 521-525.

[9] Chang FY, Hwang B, Chen SJ, et al. Characteristics of Kawasaki disease in infants younger than six months of age [J]. Pediatr Infect Dis J, 2006, 25(3): 241-244.

[10] Chuang CH, Hsiao MH, Chiu CH, et al. Kawasaki disease in infants three months of age or younger [J]. J Microbiol Immunol Infect, 2006, 39(5): 387-391.

[11] Moffett BS, Syblik D, Denfield S, et al. Epidemiology of immuno-

globulin resistant Kawasaki disease: results from a large, national database [J]. Pediatr Cardiol, 2015, 36(2): 374-378.

[12]Tremoulet AH, Best BM, Song S, et al. Resistance to intravenous immunoglobulin in children with Kawasaki disease [J]. J Pediatr, 2008, 153(1): 117-121.

[13]Sano T, Kurotobi S, Matsuzaki K, et al. Prediction of non-responsiveness to standard high-dose gamma-globulin therapy in patients with acute Kawasaki disease before starting initial treatment [J]. Eur J Pediatr, 2007, 166(2): 131-137.

[14]Uehara R, Belay ED, Maddox RA, et al. Analysis of potential risk factors associated with nonresponse to initial intravenous immunoglobulin treatment among Kawasaki disease patients in Japan [J]. Pediatr Infect Dis J, 2008, 27(2): 155-160.

[15]Kobayashi T, Inoue Y, Takeuchi K, et al. Prediction of intravenous immunoglobulin unresponsiveness in patients with Kawasaki disease [J]. Circulation, 2006, 113(22): 2606-2612.

[16]Egami K, Muta H, Ishii M, et al. Prediction of resistance to intravenous immunoglobulin treatment in patients with Kawasaki disease [J]. J Pediatr, 2006, 149(2): 237-240.

[17]Fu PP, Du ZD, Pan YS. Novel predictors of intravenous immunoglobulin resistance in Chinese children with Kawasaki disease [J]. Pediatr Infect Dis J, 2013, 32(8): e319-e323.

[18]Cha S, Yoon M, Ahn Y, et al. Risk factors for failure of initial intravenous immunoglobulin treatment in Kawasaki disease [J]. J Korean Med Sci, 2008, 23(4): 718-722.

[19]Minich LL, Sleeper LA, Atz AM, et al. Delayed diagnosis of Kawasaki disease: what are the risk factors [J]. Pediatrics, 2007, 120 (6): e1434-e1440.

[20]Wilder MS, Palinkas LA, Kao AS, et al. Delayed diagnosis by physicians contributes to the development of coronary artery aneurysms in

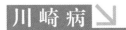
children with Kawasaki syndrome [J]. Pediatr Infect Dis J, 2007, 26
(3): 256-260.

[21]Juan CC, Hwang B, Lee PC, et al. The clinical manifestations and
risk factors of a delayed diagnosis of Kawasaki disease [J]. J Chin Med
Assoc, 2007, 70(9): 374-379.

[22]Sittiwangkul R, Pongprot Y, Silvilairat S, et al. Delayed diagnosis of
Kawasaki disease: risk factors and outcome of treatment [J]. Ann
Trop Paediatr, 2011, 31(2): 109-114.

[23]Yang HM, Du ZD, Fu PP. Clinical features of recurrent Kawasaki
disease and its risk factors [J]. Eur J Pediatr, 2013, 172(12): 1641-
1647.

[24]Chahal N, Somji Z, Manlhiot C, et al. Rate, associated factors and
outcomes of recurrence of Kawasaki disease in Ontario, Canada [J].
Pediatr Int, 2012, 54(3): 383-387.

[25]Moreno N, Mendez-Echevarria A, de Inocencio J, et al. Coronary in-
volvement in infants with Kawasaki disease treated with intravenous
gamma-globulin [J]. Pediatr Cardiol, 2008, 29(1): 31-35.

[26]de Zorzi A, Colan SD, Gauvreau K, et al. Coronary artery dimensions
may be misclassified as normal in Kawasaki disease [J]. J Pediatr,
1998, 133(2): 254-258.

[27]Kurotobi S, Nagai T, Kawakami N, et al. Coronary diameter in nor-
mal infants, children and patients with Kawasaki disease [J]. Pediatr
Int, 2002, 44(1): 1-4.

[28]Tan TH, Wong KY, Cheng TK, et al. Coronary normograms and the
coronary-aorta index: objective determinants of coronary artery dilata-
tion [J]. Pediatr Cardiol, 2003, 24(4): 328-335.

[29]McCrindle BW, Li JS, Minich LL, et al. Coronary artery involvement
in children with Kawasaki disease: risk factors from analysis of serial
normalized measurements [J]. Circulation, 2007, 116(2): 174-179.

[30]李艳飞. Z值评价川崎病患者冠状动脉损害的研究[D]. 长春:吉林大

学，2013.

[31]胡亚美，江载芳. 实用儿科学[M]. 第7版. 北京：人民卫生出版社，2002.

[32]Wang Y，Wang W，Gong F，et al. Evaluation of intravenous immunoglobulin resistance and coronary artery lesions in relation to Th_1/Th_2 cytokine profiles in patients with Kawasaki disease [J]. Arthritis Rheum，2013，65(3)：805-814.

[33]Harada K. Intravenous gamma-globulin treatment in Kawasaki disease [J]. Acta Paediatr JPN，1991，33(6)：805-810.

[34]Ruan Y，Ye B，Zhao X. Clinical characteristics of Kawasaki syndrome and the risk factors for coronary artery lesions in China [J]. Pediatr Infect Dis J，2013，32(10)：e397-e402.

第 10 章　川崎病标记物研究进展

10.1　急性相反应物

10.1.1　川崎病诊断

将 309 例川崎病患者（即川崎病组，含 114 例不完全性川崎病患者）和 160 例正常对照（即正常对照组）纳入研究[1]，发现川崎病组平均血小板体积（MPV）和血小板分布宽度（PDW）下降，而白细胞计数、血小板计数、CRP 水平和 ESR 升高；冠状动脉病变组与无冠状动脉病变组相比，MPV 和 PDW 无显著性差异；不完全性川崎病组与完全性川崎病组相比，MPV 和 PDW 显著较低，发现 MPV 和 PDW 可用于川崎病的辅助诊断。Cho 等[2]对 77 例完全性川崎病病例（即完全性川崎病组）、24 例不完全性川崎病病例（即不完全性川崎病组）和 41 例发热对照病例（即发热对照组）进行分析发现，完全性川崎病组在 IVIG 治疗前和发热对照组的降钙素原（PCT）水平高于不完全性川崎病组，完全性川崎病组和不完全性川崎病组之间白细胞计数、CRP 水平、ESR 及治疗后 PCT 水平无明显差异。Xiu-Yu 等[3]报道，与对照组相比，川崎病患者 T 细胞亚型比例无显著性差异，而血小板计数、ESR 和 CRP 水平升高明显。Yahat 等[4]报道，血小板活化标记物——血小板源性微粒（PDMP）水平在川崎病急性期升高，经 IVIG 治疗后下降，而持续阿司匹林治疗可有效避免 PDMP 水平反跳。Okada 等[5]报道，与自身免疫性疾病组、病毒感染组和正常对照组相比，川崎病组和细菌感染组 PCT 水平升高超过 5 倍，表明用 PCT 能区分川崎病和自身免疫性疾病。Huang 等[6]分析了 64 例川崎病、74 例细菌性肺炎、31 例手足口病和 49 例上呼吸道感染患者资料,川崎病患者触珠蛋白/apoA-I 比例显著升高,当截尾值为 2 时,ROC 曲线下面积为 0.88,敏感性为 89.7%,特异性为 85.6%,是川崎病急性期的辅助诊断指标。Yu 等[7]通过血浆蛋白电泳谱发现,与发热对照组相比,川崎病患者纤维蛋白原相关的蛋白 α_1-抗胰蛋白酶(α_1AT)、CD5 抗原样前体(CD5L)和簇连蛋白水平升高,而参与纤维蛋白降解的 Ig 轻链水平下降,提示川崎病有纤维蛋白降解异常。Lin 等[8]研究内皮细胞损伤和高凝标记物血栓调节蛋白(Thrombomodulin)、组织因子(TF)、组织因子途径抑制物(TFPI)、血管性假血友病因子(vWF)、Ⅶ因子、活化Ⅶ因子、D-二聚体和凝血酶原片段 1+2(PTF1+2),发现这些标记物在川崎病组和发热组、川崎病合并冠状动脉病变组和川崎病无冠状动脉病变组之间无明显差异,提示这些标记物不能用于评估川崎病冠状动脉病变。No 等分析 242 例川崎病病例(其中,婴儿病例 52 例)资料发现[9],儿童组 ESR 和 CRP 水平更高;而婴儿不完全性川崎病更常见,B 型脑钠肽原(proBNP)和血小板水平升高更明显,冠状动脉 Z 值更高,心脏舒张功能受累更为严重(二尖瓣 E/A 值下降,二尖瓣环 E/E升高),可用于预测婴儿不完全性川崎病。比较 66 例川崎病病例与 57 例正常对照发现[10],左室质量指数在川崎病急性和亚急性期升高,在恢复期下降,与左室舒张早期流速呈负相关,可用于评估川崎病心肌肿胀和血管高渗透性状态。比较 21 例川崎病患者和 14 例发热对照患者发现[11],川崎病患者颈总动脉内膜厚度(IMT)有明显增厚(0.550mm±0.081mm vs. 0.483mm±0.046mm,P=0.01),可用于川崎病早期诊断。

10.1.2 IVIG 耐药

Cha 等[12]分析了 51 例川崎病(含 18 例 IVIG 耐药川崎病)病例资料,发现肝功能异常(总胆红素和 AST 水平升高)及血小板计数减少可预测 IVIG 耐药。Ashouri 等[13]分析了 2002—2006 年 196 例川崎病(含 40 例 IVIG 耐药)病例临床资料,提示 IVIG 耐药组中性粒细胞杆状核计数增高,白蛋白水平降低,超声心动图异常结果多见,这三个指标可用于预测 IVIG 耐药。Kuo 等对 131 例川崎病(其中有 20 例 IVIG 耐药)病例进行研究[14],经单变量分析发现,IVIG 耐药危险因素有中性粒细胞计数升高、肝功能异常、低白蛋白(<29g/L)和心包积液,而年龄、性别、IVIG 治疗前热程、血红蛋白水

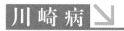

平、白细胞计数、血小板计数、CRP 水平、脓尿与 IVIG 耐药无明显相关性；多变量分析得出低白蛋白是危险因素，OR 值为 40，特异性为 96%，敏感性为 34%，可预测 IVIG 耐药。160 例川崎病病例数据分析发现[15]，IVIG 耐药组 PCT 水平升高更明显，PCT 水平＞0.5ng/mL 预测 IVIG 耐药的敏感性和特异性分别为 85% 和 64%。有研究[16]纳入了 240 例川崎病患者，45.4% 的川崎病患者至少有一项肝功能异常（ALT、AST、γ-谷氨酰转肽酶和总胆红素水平），肝功能异常患者的 IVIG 耐药高；但在川崎病冠状动脉扩张患者和冠状动脉瘤患者中，肝功能异常比例无显著性差异。多因素分析发现，入院时的 CRP 和总胆红素水平能预测 IVIG 耐药。Chen 等[17]报道了 77 例川崎病病例，其中 16 例合并胆囊异常（胆囊水肿积液和无结石性胆管炎），因此将病例分为川崎病组和胆囊异常组。研究发现，胆囊异常组与 CRP、ALT 和中性粒细胞水平相关，IVIG 耐药发生增加，两组间年龄、性别、入院时发病天数、冠状动脉病变无差别。这表明，川崎病患者并发胆囊异常可用于预测 IVIG 耐药。Sato 等[18]收集了 84 例 IVIG 敏感和 21 例 IVIG 耐药川崎病病例并建立评分系统，将中性粒细胞比例≥75% 定义为 2 分，IL-6 水平≥140pg/mL 定义为 2 分，IL-6 水平在 70～140pg/mL 定义为 1 分；积分≥3 分预测 IVIG 耐药的敏感性为 85%，特异性为 77%。2000 年，Fukunishi 等[19]报道了 69 例 IVIG 有反应和 13 例 IVIG 耐药川崎病病例，发现后者 CRP、总胆红素、LDH、GGT 水平显著升高，而血红蛋白水平明显下降，当 CRP 水平＞10mg/dL，LDH 水平＞590U/L，血红蛋白水平＜10g/dL 时，要考虑 IVIG 耐药川崎病。2006 年，Kobayashi 等[20]分析了 528 例 IVIG 敏感和 148 例 IVIG 耐药川崎病病例，将 7 个变量做回归分析，并定义：血 Na^+ 浓度≤133mmol/L，2 分；初始治疗天数≤4 天，2 分；AST 水平≥100U/L，2 分；中性粒细胞≥80%，2 分；CRP 水平≥10mg/dL，1 分；年龄≤12 月，1 分；血小板计数≤$300×10^9$/L，1 分。如此形成新的评分模型，截尾值为 4 分，ROC 曲线下面积为 0.86，预测 IVIG 耐药的敏感性和特异性分别为 86% 和 67%。2006 年，Egami 等[21]分析了 41 例 IVIG 耐药和 279 例敏感川崎病病例，提示 IVIG 耐药危险因素有年龄、首剂 IVIG 发病天数、血小板计数、ALT 和 CRP 水平，并定义计 1 分：发病年龄≤6 月，首剂 IVIG 发病天数≤4 天，血小板计数≤$300×10^9$/L，CRP 水平≥8mg/dL，计 2 分；ALT 水平≥80U/L，

3 分以上预测 IVIG 耐药的敏感性和特异性分别为 78％和 76％。2007 年，Sano 等[22]报道了 112 例川崎病，其中 IVIG 耐药组冠状动脉病的发生率高，单变量分析发现，IVIG 耐药组中性粒细胞计数、CRP、总胆红素、AST、ALT 和 LDH 水平显著升高；多变量分析得出，IVIG 耐药独立危险因素有 CRP、总胆红素、AST 水平。若这三项危险因素中出现两项（CRP 水平≥7.0mg/dL，总胆红素水平≥0.9mg/dL 或 AST 水平≥200U/L），则可预测 IVIG 耐药。2009 年，Ichihashi 等[23]在预测川崎病对 1g/kg IVIG 治疗有效的研究中（98 例，其中 64 例有反应）发现，对 1g/kg IVIG 有反应组中性粒细胞比例、ALT、AST、CRP 和胆红素水平均较低，血钠水平较高，首次 IVIG 使用时的发病时间较长；并定义：CRP 水平≥10mg/dL，Na^+ 水平≤133mmol/L，ALT 水平≥110U/L，计 1 分；中性粒细胞比例≥70％，计 2 分；总分＜2 分，预测对 1g IVIG 有反应的敏感性为 60％，特异性为 91％，可节省医疗费用，减轻患者负担。2013 年，北京建立了一个新的评分系统[24]，在发病 10 天内接受治疗的川崎病病例中，IVIG 耐药病例有 200 例，IVIG 敏感病例有 899 例，多因素回归分析 IVIG 耐药危险因素：多形皮疹，计 1 分；肛周改变，计 1 分；初始治疗天数≤4 天，计 2 分；中性粒细胞％≥80％，计 2 分；CRP 水平≥8mg/dL，计 2 分；截尾值为 4 分，ROC 曲线下面积为 0.67，敏感性为 54.1％，特异性为 71.2％。而用 Kobayashi 和 Egami 评分系统，ROC 曲线下面积分别为 0.63 和 0.61。英国 Davies 等[25]用 Kobayashi 评分系统预测 IVIG 耐药和冠状动脉瘤，发现其预测效果不佳。由上也发现不同国家适用的评分系统并不相同。

10.1.3　冠状动脉损伤

2013 年，Ruan 等[26]分析了 1370 例急性川崎病病例资料发现，冠状动脉病变危险因素有男性、年龄小、低 IVIG 剂量、延迟治疗（发病 10 天后治）、血小板计数和 ESR 水平升高；热程＞10 天是冠状动脉瘤的危险因素；血小板计数和 ESR 水平升高可用于预测冠状动脉病变。2003 年，Honkanen 等[27]分析了 344 例川崎病病例数据发现，冠状动脉病变的危险因素有低白蛋白、年龄＜1 岁和热程延长；但联合指标预测效果不佳。2012 年，Weng 等[28]报道了 135 例急性期川崎病无冠状动脉病变病例和 81 例川崎病合并冠状动病变病例,同时对 81 例川崎病合并冠状动脉病变病例随访至慢性期,分为一过性冠状动脉损伤(55 例)和持续性冠状动脉损伤(26 例)。结果发现,急性期冠状动脉病变的高危因素有:中性粒细胞比例<54%,需要再次 IVIG 治疗及血小板计数<400×10⁹/L;慢性期持续冠状动脉病变的高危因素有:年龄在 12～60 月龄范围之外,使用超过 1 剂 IVIG 及中性粒细胞杆状核细胞比例≥3%。Yeo 等的研究[29]纳入了 136 例川崎病婴儿(含 16 例川崎病合并冠状动脉病变病例),发现冠状动脉病变组的总热程长(9.1 天±3.7 天 vs.6.3 天±2.0 天),诊断标准数少(2.7 个±1.1 个 vs.4.3 个±1.2 个),白细胞计数高(19.2/μm³±6.0/μm³ vs.14.7/μm³±4.7/μm³),血小板计数高(463/μm³±101/μm³ vs.383/μm³±121/μm³);多因素回归分析,冠状动脉病变的危险因素有总症状数和热程。2009 年,Sabharwal 等[30]分析 1374 例川崎病病例资料发现,川崎病合并冠状动脉病变(包括冠状动脉扩张和冠状动脉瘤)的高危因素有:男性,低白蛋白血症,贫血,1～9 岁年龄范围之外发病,IVIG 治疗前热程,血小板计数升高及 IVIG 耐药。冠状动脉瘤和冠状动脉扩张组的独立危险因素为总热程,提示炎症持续的时间对冠状动脉结局影响明显。对 17 例川崎病合并冠状动脉病变病例和 27 例川崎病无冠状动脉病变病例资料进行分析[31],单因素分析结果提示冠状动脉病变危险因素有再次 IVIG 治疗前后的发热天数、首剂 IVIG 给药天数、再次 IVIG 治疗前后白细胞计数及再次 IVIG 治疗前 CRP 水平;多变量分析结果提示,再次 IVIG 治疗前发热天数是冠状动脉病变的独立危险因素。这发现提示,对于 IVIG 耐药川崎病病例,在发热 10 天内给予再次 IVIG 治疗对冠状动脉的保护作用较发热 10 天后再次给予 IVIG 治疗强。有研究[32]设立了对照组(15 例)、川崎病冠状动脉正常组(27 例)、川崎病伴一过性冠状动脉病变组(18 例)和川崎病伴持续性冠状动脉病变组(20 例),回归分析发现,随访期间 CRP 和血清淀粉样蛋白 A 升高是持续冠状动脉病变的独立危险因素。对川崎病患者急性期、亚急性期和恢复期实验室指标分析发现[33],急性期 IVIG 治疗前白细胞计数、杆状核比例、ESR 和 CRP 水平达峰值,年龄校正血红蛋白水平降到谷值,血小板计数在亚急性期最高,淋巴细胞和嗜酸性粒细胞计数在恢复期最高;与川崎病合并冠状动脉病变和川崎病冠状动脉正常组相比,川崎病合并冠状动脉瘤组白细胞水平在亚急性期更高,ESR 在亚急性期

和恢复期更高,发现对炎症指标进行连续监测有助于冠状动脉病变的诊断。Mori 等[34]分析了 193 例川崎病病例(其中 24 例合并冠状动脉病变,包括暂时性扩张)资料发现,经 IVIG 治疗后,CRP 和中性粒细胞水平升高与冠状动脉病变明显相关,多变量分析结果提示这两者是冠状动脉病变的危险因素。Catalano-Pons 等[35]分析 18 例川崎病病例发现,PCT 不能预测冠状动脉病变,与前报道不同。Nakamura 等[36]分析了日本第 15 次和第 16 次全国调查数据共 105 例川崎病合并巨大冠状动脉瘤的病例资料发现,高危因素有男性(OR 1.99)、年龄<1 岁(与 1~2 岁比,OR 1.71)、发病 1~3 天入院(与发病 4~6 天入院比,OR 1.72)、白细胞计数(每升高 $1/\mu m^3$,OR 升高 0.56)、中性粒细胞比例(每增加 10%,OR 升高 1.11)、血红蛋白水平(每升高 1mg/dL,OR 升高 0.73)、ALT 水平(每升高 10U/dL,OR 升高 1.02)和血 Na^+ 浓度(每升高 1mmol/L,OR 升高 0.8)。Nakamura 等[37]继续将此 105 例川崎病合并巨大冠状动脉瘤病例与 2936 例川崎病病例进行比较,研究发现红细胞压积、白细胞计数、中性粒细胞比例和血红蛋白水平有一或多个峰值 OR,ALT 无明确截尾值,只有血 Na^+ 浓度<135mmol/L,OR 值 4.78,预测巨大冠状动脉瘤的敏感性为 78%,特异性为 57%。日本第 16 次全国调查数据中[38]共 13569 例川崎病病例有血钠记录,研究发现完全性川崎病组血 Na^+ 浓度低于 130mmol/L 的病例数多于不完全性川崎病组,低血钠病例数随年龄增加而增加,发病 3~5 天低钠血症最多见,血钠<135mmol/L 是冠状动脉病变的危险因素(OR1.79)。一项共纳入 92 篇文献 16 个生物学指标的 meta 分析研究发现[39],在川崎病合并冠状动脉病变组,升高的有血小板计数、PCT、中性粒细胞比例、PDW、MPV、ESR、cTnI 和 ET-1 水平;下降的有白蛋白和血红蛋白水平,而无显著性差异的有白细胞计数、血钠浓度、基质金属蛋白酶-9(MMP-9)、总胆固醇(TC)水平、红细胞压积和 CD3+T 细胞比例,提示可进一步开展联合标记物对冠状动脉病变预测价值的研究。纤溶酶原激活物抑制剂-1(PAI-1)除参与 MMP 活化外,也可能参与川崎病血管重构。鉴于此,Senzaki 等[40]对 37 例川崎病无冠状动脉病变病例(即冠状动脉变组)和 7 例川崎病合并冠状动脉病变病例(即无冠状动脉变组)研究发现,冠状动脉病变组在治疗前后的 PAI-1 水平均较无冠状动脉病变组升高;PAI-1 可作为冠状动脉病变的预测因子。Sakai 等[41]分析了 9 例川崎病

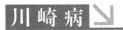

合并冠状动脉病变病例和 14 例川崎病无冠状动脉病变病例的凝血纤溶谱，发现在急性期，D-二聚体、组织型纤溶酶原激活物（tPA）和 PAI-1 均升高；在 IVIG 治疗后及恢复期，冠状动脉病变组 tPA/PAI-1 比例降低；治疗后若仍有纤溶活性下降，可能与内皮细胞损伤有关，可预测冠状动脉损伤。Checchia 等[42]对 15 例川崎病合并冠状动脉病变病例、14 例川崎病无冠状动脉病变病例和 11 例对照资料进行研究发现，三组 cTnI 值无显著性差异，cTnI 与川崎病是否并发心肌功能障碍和是否进展为冠状动脉病变无关联。Lega 等[43]研究了 194 例川崎病病例，发现冠状动脉外超声心动图阳性结果包括心包积液（PE）、二尖瓣反流（MR）和收缩功能的下降，与冠状动脉病变存在一定的关系。冠状动脉病变组 PE 和 MR 阳性率更高（OR 分别为 3.00 和 2.51）。多变量分析结果提示，仅 PE 与冠状动脉病变相关，三个参数与恢复期冠状动脉病变无相关，而男性、冠状动脉大小和 IVIG 耐药是冠状动脉病变持续的预测因素。川崎病病例若出现 MR 和 PE，在急性期要注意冠状动脉有无受累，但这对冠状动脉病变预测的持续意义有限，需要做更多的评估。Kuramochi 等[44]对 33 例川崎病病例 43 支冠状动脉瘤血流动力学进行分析，将病例按冠状动脉瘤直径分为小、中、大瘤三组，检测冠状动脉流速和冠状动脉灌注压，计算冠状动脉平均峰值流速（APV）、平均冠状动脉灌注压和剪切力指数，发现 APV 和剪切力指数随瘤的增大而下降，冠状动脉灌注压与瘤的大小无关，与邻近血管压无相关。这提示，APV 和剪切力降低可引起冠状动脉内血流紊乱停滞、瘤内血栓形成。Fujino 等[45]分析了川崎病患者心电图 QT 间期和 T 波峰值到 T 波结束的间隔（Tp-e）的比值（Tp-e/QT），发现急性期 Tp-e/QT 与体温、CRP 呈正相关，川崎病合并暂时性冠状动脉病变患者 Tp-e/QT 显著升高，提示 Tp-e/QT 可用于预测冠状动脉病变。Sengupta 等[46]对 10 例川崎病合并冠状动脉瘤病例和 1 例川崎病冠状动脉正常患者的冠状动脉血流动力学和瘤径研究发现，剪切力、微粒停留时间和形状指数比单纯直径能更好地预测瘤栓的发生。

10.1.4　远期并发症

在日本第 15 次全国川崎病调查数据[47]中，接受 2g/kg IVIG 治疗的川崎病病例共有 5166 例。其中，365 例病例（占比为 7.1%）在发病 1 个月后有心脏后遗症（包括冠状动脉扩张、冠状动脉瘤、冠状动脉狭窄或阻塞、心肌梗死或瓣膜损伤）。分析发现，在6天内接受治疗的患者，后遗症发生率低。其危险因素有中性粒细胞％＞68％、红细胞压积＜32.5％、男孩、发病年龄＜1岁和川崎病复发，OR值分别为1.63、1.45、1.48、1.71和2.42。某前瞻性病例对照研究[48]纳入了11例有川崎病病史的患者（平均发病8.1年）和11例对照者，发现川崎病病史的患者hsCRP和舒张压升高，但血流介导血管扩张反应（FMD）、血脂谱和收缩压无显著性差异；hsCRP升高与轻度炎症持续有关。Ou等[49]分析119例有川崎病病史的患者（平均发病时间在2年以上），并将其分为川崎病合并冠状动脉病变组（55例）和川崎病无冠状动脉病变组（64例），发现川崎病合并冠状动脉病变组hs-CRP水平升高，HDL-胆固醇水平下降。相关性分析表明，冠状动脉损伤与hs-CRP水平呈正相关，但与脂质指标（包括HDL-胆固醇水平）无显著相关性。研究提示，川崎病合并冠状动脉病变组存在持续轻度炎症、脂质谱异常。另一个研究[50]纳入了71例有川崎病病史的患者（其中43例有冠状动脉病变，平均为发病后7.2年）和35例正常对照者，测定其血压、脂质谱、hsCRP和颈动脉僵硬指数（SI），发现川崎病合并冠状动脉病变组hsCRP和SI高于川崎病无冠状动脉病变组和正常对照组，两指标呈正相关，提示川崎病合并冠状动脉病变有持续轻度炎症并造成动脉僵硬。Niboshi等[51]用FMD和尿NOx来评估血管内皮功能，将hsCRP作为慢性炎症指标，将肱踝动脉脉搏波速（baPWV）作为动脉僵硬指标。分析35例有川崎病病史的成人患者（发病后平均24.1年）数据发现，病例组FMD水平明显下降，在冠状动脉病变时更明显，抗凝血酶复合物Ⅲ（ATⅢ）水平升高，川崎病合并冠状动脉病变组hs-CRP水平有明显升高，男性患者baPWV水平明显升高，提示川崎病后有全身血管内皮功能下调，可能是早期发生动脉粥样硬化的危险因素。Ghelani等[52]报道了20例恢复期川崎病病例（均接受IVIG治疗），研究发现FMD功能显著下降，颈总动脉僵硬指数升高，但并无统计学差异，提示川崎病发病后内皮功能下降，可能进展为动脉粥样硬化。Ishikawa等[53]分析了21例有川崎病病史的病例（即川崎病组，平均发病3.3年，9例病例有冠状动脉病变）和22例正常对照者（即对照组）。结果表明，川崎病组FMD水平显著下降，其中川崎病合并冠状动脉病变组FMD水平下降更为明显；颈动脉IMT

水平在三组间无显著性差别；提示川崎病发病后有动脉内皮功能不全，且热程越长，炎性介导的血管功能不全的风险越大。Kadono 等[54]分析了 24 例有川崎病病史的病例（即川崎病组，平均发病 1 年后）、46 例糖尿病病例（即糖尿病组）和 41 例正常对照者（即对照组），发现川崎病组和糖尿病组 FMD 水平下降，且 FMD 水平在川崎病合并冠状动脉病变患者中下降得更为明显，而此时颈动脉 IMT 变化尚不明显，提示 FMD 和 IMT 可用于评估血管并发症。在川崎病恢复期后，FMD 水平较早出现异常。Liu 等[55]将 41 例川崎病恢复期病例（其中 21 例病例有冠状动脉病变）和 22 例对照纳入研究。结果发现，在恢复期，FMD 和血管内皮祖细胞（EPC）水平下降，颈动脉 SI 水平升高；并且恢复期有冠状动脉病变的患者 FMD 水平下降更明显。FMD 和颈动脉 SI 均与 EPC 显著相关，提示早在川崎病恢复期就出现了内皮细胞功能紊乱，EPC 可有效辅助诊断。Silva 等[56]研究了 24 例既往有 5 年以上川崎病病史的患者（即川崎病组）和 11 例正常对照者（即对照组），比较发现，川崎病组有更多的动脉粥样硬化前期表现，包括餐前甘油三酯（TG）、平均 SBP 和 DBP 水平升高，肥胖增多，但内皮细胞功能指标肱动脉反应性（Brachialartery reactivity）无明显变化，提示川崎病发病后出现动脉粥样硬化前期改变的危险因素增加。Cheung 等[57]研究了一组病例资料，包括 37 例川崎病合并冠状动脉病变病例（即川崎病合并冠状动脉病变组，平均发病后 7.8 年）、29 例川崎病无冠状动脉病变病例（即川崎病无冠状动脉病变组，平均发病后 6.2 年）和 36 例正常对照者（即对照组）。研究发现，川崎病合并冠状动脉病变组 HDL、apoAI 水平低；川崎病无冠状动脉病变组 apoB、肱桡动脉 PWV 和 LDL 水平均升高；两组的血压和同型半胱氨酸无显著差别；发现川崎病发病数年后，脂质谱和动脉硬度改变，可能促进病变向动脉粥样硬化进展。Ooyanagi 等[58]报道了 90 例有川崎病病史的患者（平均发病后 11 年）和 119 例轻度心脏受损患者（如小房缺，小室缺，轻度心律失常）的对照研究，发现川崎病组 PWV 水平升高，踝肱指数（ABI）无改变；PWV 水平和 ABI 在川崎病合并冠状动脉病变和无冠状动脉病变组间无显著性差异；川崎病后患者动脉僵硬度增加。Cheung 等[59]分析了 26 例川崎病合并冠状动脉病变病例、24 例川崎病无冠状动脉病变病例和 22 例正常对照者，发现前两组颈动脉 IMT 水平比正常对照者升高，所有研究对象中颈动脉 IMT 与 LDL 胆固醇水平、颈动脉 SI 和肱桡动脉 PWV 呈正相关,与年龄、BMI、血压、HDL 和总胆固醇水平无关;川崎病后患者颈动脉 IMT 水平升高与全身动脉僵硬相关。Mitra 等[60]研究了 20 例有川崎病病史的患者(即川崎病组,发病后 1.3~16 年,平均 2.6 年)和 13 例对照(即对照组,来自患者的同胞)。结果发现,川崎病组 HDL-C 水平下降,LDL-C 水平升高,而两组的总胆固醇、TG、VLDL-C 水平无显著性差别,提示川崎病病史早期动脉粥样硬化改变来自脂质代谢异常。Gupta 等[61]收集了 30 例有 5 年以上川崎病病史的病例,发现这些病例的冠状动脉病变均已消退,心电图显示 QTc 离散度显著升高,腹主动脉张力有下降趋势而僵硬度有升高趋势,但无统计学差异,提示 QTc 可用于预测动脉粥样硬化早期改变。Ogawa 等[62]用经导管测定的心肌血流储备分数(FFR)和血管内超声测定的冠状动脉血流储备(CFR)来评估冠状动脉狭窄和心肌缺血。心肌 FFR 对预测缺血事件发生的敏感性和特异性分别为 95.7% 和 99.1%,而 CFR 对预测缺血事件发生的敏感性和特异性分别为 94.0% 和 98.5%,这两个指标可用于评估球囊血管成形术(POBA)和冠状动脉旁路移植术手术指征及手术疗效。

10.2　细胞学标记

10.2.1　川崎病诊断细胞学标记

Oner 等[63]对 24 例不完全性川崎病病例(即不完全性川崎病组)、25 例完全性川崎病病例(即完全性川崎病组)、30 例发热对照(即发热对照组)和 30 例先天性心脏病病例(即先天性心脏病组)进行研究。结果发现,不完全性川崎病组嗜酸性粒细胞比例和绝对值分别为 4.4%±2.5% 和 377 个/mm³,而完全性川崎病组嗜酸性粒细胞比例和绝对值分别为 5.5%±4.8% 和 525 个/mm³。与发热对照组、先天性心脏病组相比,不完全性川崎病组和完全性川崎病组的嗜酸性粒细胞比例均显著升高。提示嗜酸性粒细胞对川崎病有辅助诊断作用,尤其当症状不典型(如有难以解释的嗜酸性粒细胞血症)时,要考虑川崎病的可能。Lin 等[64]报道,与肠道病毒感染相比,急性川崎病患者 IVIG 治疗前的嗜酸性粒细胞计数高,血红蛋白水平低,提示嗜酸性粒细胞和贫血与川崎病发病相关。Reichardt 等[65]用流式细胞仪检测外周血 Vβ2＋T 淋巴细胞,在 20 例被初步诊断为川崎病的病例中有 7 例为确诊病例,与其他 13 例最后被诊断为其他疾病的病例及发热对照组相比,这 7 例确诊病例的外周血 Vβ2＋T 淋巴细胞计数明显升高,提示外周血 Vβ2＋T 淋巴细胞的检测对川崎病的鉴别诊断有意义。Kim 等[66]用流式细胞仪和 ELISA 检测 Fas-Fasl 体系并评估外周血单个核细胞(PBMC)凋亡情况。与正常和发热对照相比,川崎病患者 PBMC 凋亡程度在急性期升高,在亚急性期下降,这与临床上川崎病患者淋巴细胞计数早期下降而后再升高一致。因此,动态监测 PBMC 凋亡有助于川崎病的诊断和对炎症程度的评估。Katayama 等[67]报道,CD14＋CD16＋单核细胞水平在川崎病急性期和严重细菌感染患者中升高,而在单核细胞增多症和过敏性紫癜患者中则无明显变化,川崎病患者 CD14＋CD16＋单核细胞比例与 CRP 呈正相关,同时发现患者血清促炎因子 IL-10 水平升高,提示对 CD14＋CD16＋单核细胞水平的检测可用于评估川崎病的炎症程度。Furuno 等[68]报道,CD25＋CD4＋调节 T 细胞对自身免疫耐受和抗微生物免疫反应有调节作用,它在川崎病急性期明显下降,经 IVIG 治疗后恢复至正常水平。细胞毒性 T 淋巴细胞相关抗原 4(CT-LA-4,CD152)是 T 细胞活化的表面分子标记。Matsubara 等[69]报道,急性川崎病患者外周血 T 细胞表达 CTLA-4 的水平较正常对照者明显升高,但其活化水平较 EBV 感染患者低 4 倍,提示 CD152 并不是川崎病诊断的优选指标。Tan 等[70]用流式细胞仪检测川崎病患者内皮细胞微粒(EMP)水平,发现 EMP 水平升高明显,并与 TNFα 水平呈正相关,与白蛋白水平呈负相关。可见,EMP 作为内皮细胞功能紊乱的标记,可用于评估川崎病患者的血管病变程度。Yin 等[71]报道,川崎病患者 HSP60 在 CD11c＋细胞上的表达,在急性期增加,在亚急性期下降;但血清 HSP60 在急性期下降,在亚急性期增加。结果发现,HSP60 调节川崎病的炎症,该变化特征有利于川崎病的诊断。Ichiyama 等[72]研究发现,在川崎病急性期,CD14＋单核/巨噬细胞的 NF-κB 活化较 CD3＋T 细胞明显;且经 IVIG 治疗后,NF-κB 活化程度下降,可调节促炎因子的产生。B 细胞表达的 CD180 是 Toll-like 受体的类似物。Imayoshi 等[73]研究发现,川崎病或病毒感染患者的 CD180 水平上调,而细菌感染或正常对照者的 CD180 水平正常,说明川崎病与病毒感染的发病机制有某些类似。因此,对 CD180 的监测可用于川崎病和其他细菌感染性疾病的相鉴别。Ehara 等[74]评估了急性川崎病患者 CD8＋T 细胞的活化标记。与对照组相比,早期活化标记 CD69＋CD8＋T 细胞水平明显升高,而后期活化标记 HLA-DR＋CD8＋T 细胞水平无升高,细胞毒性标记 Perforin＋CD8＋T 细胞水平下降。可见,CD8＋T 细胞的功能标记物可用于评估川崎病的发病。

10.2.2　冠状动脉损伤细胞学标记

Ha 等[75]分析了 587 例川崎病病例,发现 IVIG 耐药组中性粒细胞/淋巴细胞比值(NLR)升高。在 IVIG 治疗前及治疗后 2 天,NLR 预测 IVIG 耐药的最佳截尾值分别为 5.49 和 1.26;冠状动脉瘤组 NLR 较冠状动脉正常组高,而冠状动脉扩张组与冠状动脉正常组无显著性差异;在用 IVIG 治疗后 2 天,NLR 预测冠状动脉瘤的最佳截尾值为 1.01。Takahashi 等[76]对 8 例川崎病死亡标本(发病 6～32 天)研究发现,冠状动脉瘤中的炎性细胞主要为巨噬细胞;发病 10 天,冠状动脉瘤壁上也可见大量中性粒细胞,中性粒细胞浸润较巨噬细胞、B 细胞和 T 细胞更早达到高峰。多核白细胞表达黏附分子 CD11b 和 CD62L(CD62 配体)。Kobayashi 等[77]报道,川崎病患者 CD11b 表达水平上升;经 IVIG 治疗后,CD11b 表达水平下降;相比于川崎病无冠状动脉病变患者,川崎病合并冠状动脉病变患者 CD11b 水平升高较明显,而两类患者 CD26L 水平无显著性差异。CD11b 水平与 IL-6、IL-10、粒细胞集落刺激因子(G-CSF)、中性粒细胞、白细胞和 CRP 水平呈正相关,CD11b 水平与冠状动脉病变发生相关。Onouchi 等[78]研究在川崎病早期、晚期应用阿司匹林(ASA)和 IVIG 对川崎病的影响,发现早期应用 IVIG 治疗可出现早期中性粒细胞减少。而在发病 10 天内出现中性粒细胞减少是冠状动脉病变的独立保护因素。Kuo 等[79]分析了 95 例川崎病病例发现,川崎病患者在急性期嗜酸性粒细胞水平升高,嗜酸性粒细胞相关因子 IL-4、IL-5、活化趋化因子(Eotaxin)和阳离子蛋白(ECP)水平升高;经 IVIG 治疗后,ECP 水平下降,IL-4、IL-5 和活化趋化因子水平升高,且 IL-5 和嗜酸性粒细胞水平与冠状动脉病变的发生呈负相关。Kuo 等[80]对 147 例川崎病病例(其中 44 例病例合并冠状动脉病变)进行数据分析发现,IVIG 治疗后持续单核细胞升高与冠状动脉病变相关,是冠状动脉损伤的危险因素。Wang 等[81]对 40 例川崎病病例研究发现,单个核细胞(MNCs)表达 iNOS mRNA 和蛋白的水平上调;血清 NO 水平升高,经 IVIG 治疗后下降,提示 NO 与冠状动脉病变发生显著相关。Yu 等[82]比较 24 例川崎病合并冠状动脉病变病例(即冠状动脉病变组)和 31 例川崎病无冠状动脉病变病例(即无冠状动脉病变组)发现,中性粒细胞表达的 iNOS 水平在川崎病诊断时达到高峰,单核细胞表达的 iNOS 水平在发病 2 周时达到高峰,冠状动脉病变组循环内皮细胞(CEC)和 iNOS 表达水平升高,推测 CEC 和 iNOS 与冠状动脉损伤相关。Ikemoto 等[83]用 HPLC 测定 11 例川崎病合并冠状动脉病变病例、19 例川崎病无冠状动脉病变病例和 20 例对照病例的 NO 水平,评估 NO 在川崎病血管炎中的作用。研究发现,血浆 NO 水平与血管炎症程度(白细胞和 CRP 水平)及是否并发冠状动脉病变无关。CEC 与血管损伤有关联。Nakatani 等[84]报道,川崎病急性、亚急性期和川崎病合并冠状动脉病变患者的 CEC 水平升高,川崎病合并冠状动脉病变患者的 EPC 水平在亚急性期升高,CEC 和 EPC 水平升高反映内皮细胞损伤和冠状动脉受累。浙江大学医学院附属儿童医院 Gong 等[85]进一步研究发现,川崎病患者 CEC 上晚期糖基化终末产物受体(RAGE)的表达上调,川崎病合并冠状动脉病变患者和 IVIG 耐药川崎病患者 CEC 上 RAGE 的表达在亚急性期和恢复期上调更为明显,提示 CEC 源 RAGE 参与川崎病丙球耐药和冠状动脉损伤。Fu 等[86]对 42 例川崎病患者急性期、亚急性期和恢复期连续监测发现,川崎病患者 CEC 上 S100A12 的表达升高,川崎病合并冠状动脉病变患者的 S100A12 表达升高更明显且持续时间更长。NKG2D 是 NK 和 CD8+T 细胞的活化标记。Ge 等[87]报道,NKG2D 在川崎病患者急性期表达下降,而在川崎病合并冠状动脉病变时下降更明显;同时,川崎病患者在急性期的单核细胞源 IL-1β、IL-6 和 TNFα 水平升高,IL-7 和 IL-15 水平下降,经 IVIG 治疗后有恢复。研究发现,NKG2D 表达下调致免疫反应紊乱,介导冠状动脉血管损伤。Wang 等[88]报道,川崎病患者 CD4+T 细胞和血小板上的 CD40L 水平升高,且在经 IVIG 治疗 3 天后下降。CD40L 表达水平与冠状动脉病变相关,提示 IVIG 部分通过阻断 CD40L 介导的免疫活化而对冠状动脉产生保护作用。Reindel 等[89]检测川崎病冠状动脉组织标本淋巴细胞活化信号分子 CD84

发现,CD84 水平在发病 2 个月内升高 16 倍,在发病 2 年内升高 32 倍。CD84 能促进免疫反应,稳定血小板聚集。在川崎病合并冠状动脉瘤患者中,CD84 升高对冠状动脉瘤是否有保护作用,CD84 是否能作为冠状动脉病变的标记,仍需进一步研究。此外,Padler-Karavani 等[90]研究发现,N 羟乙酰神经氨酸 IgG 抗体在冠状动脉瘤和冠状动脉扩张组的水平比冠状动脉正常组低。

10.2.3　远期并发症细胞学标记

Kuroi 等[91]将 14 例川崎病后持续冠状动脉病变病例、9 例川崎病后一过性冠状动脉病变病例、8 例川崎病后无冠状动脉病变病例(即无冠状动脉病变组)和 10 例正常对照(即正常对照组)纳入研究(川崎病平均发病后 1.4 年)。川崎病合并冠状动脉病变组(包括持续和一过性)EPC 数量较正常对照组明显下降,但与无冠状动脉病变组无显著性差异,EPC 数量与 CD14＋单核细胞不相关。EPC 下降提示内皮细胞功能不全。

10.3　细胞因子标记

细胞因子是由免疫细胞(如单核细胞、巨噬细胞、T 细胞、B 细胞、NK 细胞等)和某些非免疫细胞(内皮细胞、表皮细胞、成纤维细胞等),经免疫原、丝裂原或其他刺激而合成、分泌的一类具有广泛生物学活性(调节固有免疫和适应性免疫、血细胞生成、细胞生长以及损伤组织修复等)的低相对分子质量的可溶性蛋白质。

10.3.1　川崎病诊断细胞因子标记

γ 转录因子 T-bet、IL-4 和锌指转录因子 GATA3 mRNA 水平均下降,Th1/Th2 活化受阻,提示川崎病的发病与广泛免疫抑制相关。Lee 等[93]报道,川崎病病例急性期巨噬细胞移动抑制因子(MIF)水平升高明显,与 IL-6 呈正相关。MIF 是川崎病急性期的炎性标记,可作为早期诊断川崎病的辅助指标。IL-15 诱导 T 细胞增殖、B 细胞成熟和 NK 细胞毒性,参与炎症疾病的发生。有研究[94]发现,IL-15 水平在川崎病急性期升高,在亚急性期下

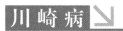

降,但与 ESR 和 CRP 无相关性,这发现提示 IL-15 对于川崎病炎症程度的评估并不是一个理想指标。Jang 等[95]研究收集了川崎病患者的 PBMC 资料,检测分泌 IFN-γ 细胞的含量。结果发现,IFN-γ 细胞含量在急性期下降,在亚急性期恢复正常;而同时血清 IFN-γ 水平却升高,而且发现分泌 IFN-γ 的细胞渗入聚集在炎症病灶,参与川崎病血管炎的发生。Shikishima 等[96]报道,相比于正常对照组,川崎病组的 Th1 细胞相关趋化因子 CXCL10 和 Th2 细胞相关趋化因子 CCL2 分别升高 19 倍多和近 4 倍,提示 Th1/Th2 细胞介导的 2 个趋化因子可用于川崎病的诊断。Takeshita 等[97]研究发现,川崎病患者的脂连素水平在急性期下降、在恢复期上升,且其水平与 CRP 和 IL-6 呈反比,脂肪组织分泌脂连素下调,导致低脂连素血症。低脂连素血症作为川崎病发病的一个特点,可预测炎症程度。IL-17 能促进单核细胞和中性粒细胞聚集到炎症病灶,参与炎症反应。Sohn 等[98]研究报道,IL-17 水平在川崎病急性期明显升高,与 IL-6 水平呈正相关,可反映川崎病的炎症程度。Nomura 等[99]检测了 Th1 相关因子 IL-18 在川崎病中的作用,发现 IL-18 水平在急性期下降,在亚急性期升高,且 IL-18 亚急性期的水平与热程和冠状动脉病变呈正相关。IL-18 通路在川崎病亚急性期活化,可反映川崎病的严重程度。Shikishima 等[100]报道,与感染对照组相比,急性期川崎病患者的单核细胞集落刺激因子(M-CSF)水平升高而 HDL 水平下降;发现过量 M-CSF 可活化单核/巨噬细胞,干扰脂质代谢并参与川崎病血管炎的发生。Igarashi 等[101]研究发现,川崎病患者 M-CSF 水平在发病后 1 周内升高,此后渐降。川崎病并发二尖瓣反流、主动脉瓣反流组的 M-CSF 水平比无并发组显著升高,它可用来反映川崎病瓣膜炎。Yasukawa 等[102]报道,川崎病急性期 VEGF 及其受体 flt-1 和 KDR 在各种血管和浸润的巨噬细胞中大量表达。其中,KDR 仅在早期表达升高;VEGF 可提高血管通透性,白蛋白外渗致低白蛋白血症和巨噬细胞活化。Liu 等[103]研究收集了 41 例川崎病无冠状动脉病变病例(即川崎病无冠状动脉病变组)、31 例川崎病合并冠状动脉病变病例(即川崎病合并冠状动脉病变组)、8 例川崎病合并冠状动脉瘤病例(即川崎病合并冠状动脉瘤组)和 85 例对照(即对照组)。结果发现,川崎病合并冠状动脉瘤组患者的脂连素和抵抗素水平最高,血红蛋白水平最低;川崎病患者抵抗素水平与 CRP 呈正相关,与红细胞计数呈负相关;脂连素、抵抗素和血红蛋白水平对川崎病血管炎尤其是动脉瘤的评估有价值。Hoshina 等[104]研究发现,血清高速泳动族框(HMGB1)和巨噬细胞移动抑制因子(MIF)两个促炎因子水平在川崎病急性期明显升高;同时,PBMCs 上这两个因子的相应受体——RAGE 和 CD74mRNA 水平也升高,提示 HMGB1 和 MIF 参与川崎病的发病。

10.3.2　IVIG 耐药细胞因子标记

Hamada 等[105]分析了 19 例经 IVIG 再次治疗失败后再接受环孢素治疗的川崎病病例资料,发现环孢素耐药组在经环孢素治疗后,第 7 天血清 IL-6 水平和第 14 天血清 sIL-2R 水平均明显升高,发现 IL-6 和 sIL-2R 可用于评估难治性川崎病。浙江大学医学院附属儿童医院 Wang 等[106]研究了 Th_1/Th_2 细胞因子谱在川崎病中的表现,发现根据 IVIG 治疗前后 IL-10 和治疗前 IL-6 的浓度能预测冠状动脉病变,而 IVIG 治疗前 TNF-α 浓度能预测 IVIG 耐药。Suzuki 等[107]的研究纳入了 9 例对首次与再次 IVIG 应用均耐药的川崎病病例(A 组)、6 例对再次 IVIG 应用敏感的川崎病病例(B 组)和 12 例对首剂 IVIG 应用敏感的川崎病病例(C 组),收集首剂 IVIG 治疗前后的血清分析,发现三组在 IVIG 治疗前的细胞因子水平无显著性差异。首剂 IVIG 治疗后:sIL-2R 水平,A 组＞C 组;IL-6 水平,A 组＞B 组＞C 组。这提示,sIL-2R 和 IL-6 可用于评估难治性川崎病。Hirabayashi 等[108]研究发现,与 IVIG 敏感组比,IVIG 耐药组川崎病患者在 IVIG 治疗前的 CD4＋CD25＋FOXP3＋调节性 T 细胞(Treg)比例和绝对数明显下降。IVIG 治疗前 CD4＋CD25＋FOXP3＋Treg 缺乏可预测 IVIG 耐药。Jia 等[109]研究发现,急性川崎病患者 Th17 比例上调,其效应分子 IL-17、IL-6 和 IL-23 浓度也升高,其相关转录因子 IL-17A/F 和维 A 酸相关孤独受体(ROR)-γt 上调,而调节性 Treg 细胞比例和 FOXP3 mRNA 下降。IVIG 耐药川崎病患者的 Th17 比例在急性期上调更为明显,提示川崎病患者 Th17/Treg 失调,导致免疫功能异常,参与川崎病发病和 IVIG 耐药。比较 IVIG 耐药和 IVIG 敏感病例[110]发现,治疗前有差异表达的转录子有 15 种;真性红细胞增多症蛋白 1 和粒细胞集落刺激因子(G-CSF)水平在 IVIG 耐药川崎病病例中明显升高,可用于预测 IVIG 治疗是否耐药。Terai 等[111]分析了 76 例 IVIG 敏感病例(即 IVIG 敏感组)和 27 例 IVIG 耐药川崎病病例(即 IVIG 耐药组)。在 IVIG 耐药组中,有 12 例川崎病合并冠状动脉病变病例,有 15 例川崎病无冠状动脉病变病例。研究结果发现,两组血清 VEGF 和白蛋白水平在治疗前无显著性差异;治疗后,IVIG 耐药组 VEGF 水平更高,白蛋白水平更低,提示 VEGF 引发血管渗漏增多,参与 IVIG 耐药的发生。新活化的血小板是 VEGF 的来源,参与冠状动脉瘤的发生。Ueno 等[112]在 69 例 IVIG 敏感川崎病病例(即 IVIG 有反应组)和 11 例 IVIG 耐药川崎病病例(即 IVIG 耐药组)中进一步研究 VEGF 的作用发现,患者血清总 VEGF 水平和血小板来源 VEGF 水平均升高,治疗后 IVIG 有反应组的血小板源 VEGF 水平下降,IVIG 耐药组的血小板源 VEGF 水平仍然升高;治疗前,血小板源 VEGF 水平与冠状动脉病变 Z 积分呈正相关;血小板源 VEGF 水平可反映血管炎症程度,与冠状动脉病变及 IVIG 耐药相关。

10.3.3　冠状动脉损伤细胞因子标记

Ohno 等[113]研究 66 例川崎病病例(即川崎病组)、18 例感染对照病例(即感染对照组)和 18 例无热对照(即无热对照组)的资料后发现,川崎病组 VEGF 水平升高,恢复期下降至不能测出,VEGF 与 CRP 呈正相关。单因素分析结果表明,VEGF 是冠状动脉病变的危险因素;多因素分析结果表明,VEGF 和热程是冠状动脉病变的危险因素。Hamamichi 等[114]研究发现,川崎病合并冠状动脉病变患者血清 VEGF 水平和 PBMC 源 VEGF 水平升高,在发病第 2 周达到高峰;而中性粒细胞源 VEGF 水平仅在川崎病早期出现,且不论有无冠状动脉病变,之后迅速下降。同时,在其他血管炎性疾病中也发现大量 PBMC 表达 VEGF。研究发现,中性粒细胞源 VEGF 调节冠状动脉张力反应,PBMC 源 VEGF 参与后期血管损伤和重构。Takeshita 等[115]分析了 35 例川崎病病例和 15 例对照,发现川崎病病例在急性期和亚急性期的 VEGF 水平升高,内皮抑素(ES)水平降低。在亚急性期和恢复期,川崎病合并冠状动脉病变患者的变化比无冠状动脉病变患者更明显;在急性期和恢复期,川崎病合并冠状动脉病变患者的 VEGF/ES 比明显升高,该比值与冠状动脉病变呈正相关,是冠状动脉病变的危险因素。Ebata 等[116]研究了 47 例川崎病病例急性期血清 VEGF-D 和 6 例死亡川崎病病例心脏组织 VEGF-D 的检测数据后发现,川崎病患者的 VEGF-D 水平在接受 IVIG 治疗后会上升,在川崎病合并冠状动脉病变的患者中下降明显;心脏组织检测发现,川崎病急性期心肌淋巴管和心肌交叉区域扩大,淋巴管内皮表达 VEGF-D,与淋巴管生成有关;体外实验发现 TNF 可降低成纤维细胞 VEFG-D mRNA 表达。VEGF-D 与冠状动脉病变的发生可能有关。成纤维细胞生长因子-23(FGF23)参与血管重构。Masi 等[117]研究比较了 109 例川崎病病例(即川崎病组)和 60 例对照(即对照组)后发现,川崎病组血清 FGF23 水平比对照组升高近 6 倍,同时川崎病合并冠状动脉病变患者的血清 FGF23 水平比川崎病无冠状动脉病变患者升高 3 倍多。可见,据 FGF23 水平可预测冠状动脉病变(OR＝4.86)。Ohno 等[118]对 41 例川崎病病例(即川崎病组)和 25 例无热对照(即对照组)研究发现,川崎病患者肝细胞生长因子(HGF)水平在急性期升高,在恢复期下降。单因素分析结果表明,冠状动脉病变的相关风险有热程、CRP、白蛋白、VEGF 和 HGF;多因素分析结果表明,冠状动脉病变的危险因素有 HGF、VEGF 及是否有水肿表现,这三个变量预测冠状动脉病变的敏感性和特异性分别为 100％和 94.4％,提示 HGF 和 VEGF 参与川崎病的发病,是冠状动脉病变的预测因子。Yin 等[119]研究比较了 39 例川崎病合并冠状动脉病变病例(即冠状动脉病变组)和 47 例川崎病无冠状动脉病变病例(即无冠状动脉病变组)的资料发现,川崎病患者外周血 NF-κBp65 水平升高,NF-κB 抑制因子(IkB)水平下降,NF-κBP65/IkBα 水平与冠状动脉病变呈正相关,冠状动脉病变组 TNF-α、MCP-1 水平更高,提示 NF-κBp65 参与川崎病血管炎,促进冠状动脉病变的发生。Samada 等[120]报道,川崎病患者的粒细胞集落刺激因子(G-CSF)水平在第 1 周升高,在第 2 周和第 4 周下降;川崎病合并冠状动脉病变患者的 G-CSF 水平较无冠状动脉病变患者高,发现升高的 G-CSF 使中性粒细胞活化,参与冠状动脉内皮损伤的发生。Reindel 等[121]对 6 例川崎病病例(即川崎病组)和 8 例对照(即对照组)的冠状动脉组织表达细胞外基质(ECM)复合体进行研究后发现,川崎病组整合素 α4、整合素 αM、Ⅰ型胶原蛋白 α1 和 MMP7 转录表达上调,冠状动脉壁炎性细胞上整合素 αM 抗体表达,而对照组不表达;冠状动脉瘤患者中,整合素 α4 和整合素 αM 表达上调,炎性介质增多,刺激血管平滑肌细胞转变为肌纤维母细胞并增殖;MMP7 提高肌纤维母细胞增殖,管腔受累范围扩大;Ⅰ型胶原蛋白 α1 导致冠状动脉狭窄,提示川崎病冠状动脉组织 ECM 重构异常,参与血管病变的发生。Suzuki 等[122]在 52 例川崎病病例和 20 例对照者中检测中性粒细胞活化细胞因子 IL-8 和 G-CSF 的水平。结果发现,川崎病合并冠状动脉病变患者在 IVIG 治疗前后的 G-CSF 水平及 IVIG 治疗后的中性粒细胞水平均比无冠状动脉病变患者高;冠状动脉病变患者在治疗前后的 IL-8 水平与无冠状动脉病变患者无显著性差别;中性粒细胞是川崎病血管损伤的早期效应细胞,G-CSF 的作用较 IL-8 明显。Weng 等[123]前瞻性研究 7 例川崎病合并冠状动脉病变、7 例川崎病无冠状动脉病变和 12 例发热对照者的血清 IL-18 水平。结果发现,川崎病合并冠状动脉病变急性期患者在经 IVIG 治疗后,IL-18 水平较对照组升高,且升高持续时间更长,无冠状动脉病变患者与对照者相似;提示川崎病急性期 IL-18 水平升高,介导细胞因子级联反应,与冠状动脉病变形成有关。Furui 等[124]在 30 例 IVIG 敏感川崎病病例(即 IVIG 敏感组)和 22 例 IVIG 耐药川崎病病例(即 IVIG 耐药组)中检测循环(可溶)P、E 和 L 选择素水平。结果,E 选择素水平在急性期达到高峰,P 选择素水平在亚急性期达到高峰,L 选择素水平在恢复期达到高峰;IVIG 敏感组在治疗后,E 和 P 选择素水平下降明显,L 选择素水平无变化;而 IVIG 耐药组 P、E 和 L 选择素水平在治疗前后无明显改变;冠状动脉病变患者在 IVIG 治疗前的 E 和 P 选择素水平显著比无冠状动脉病变患者高,而 L 选择素水平也高但无显著性差异,提示对 E 和 P 选择素水平的检测可用于预测冠状动脉病变和 IVIG 耐药。Furui 等[125]在 11 例川崎病合并冠状动脉病变病例(即冠状动脉病变组)、22 例川崎病无冠状动脉病变病例(即无冠状动脉病变组)、11 例无热对照病例(即无热对照组)和 10 例发热对照病例(即发热对照组)中检测 E、P 和 L 选择素水平。结果发现,冠状动脉病变组在 IVIG 治疗前的 E 和 P 选择素水平比无冠状动脉病变组显著高,E 选择素浓度>184.7ng/mL 预测冠状动脉病变的敏感性和特异性分别为 81.8% 和 90.9%,提示对 E 选择素的检测可用于预测冠状动脉病变。

10.3.4　远期并发症细胞因子标记

Fukunaga 等[126]将 9 例急性期川崎病病例、20 例恢复期川崎病病例和

21 例对照者纳入研究,检测外周血 PPARγ、MCP-1 和 CCR2 基因表达情况,并用 ELISA 检测脂连素(据相对分子质量高、中和低分为三种)水平。结果发现,恢复期川崎病患者的 PPARγ 和 CCR2mRNA 水平升高,而相对分子质量高的脂连素水平降低,呈负相关;PPARγ/高相对分子质量脂连素比例失调可能参与早期动脉粥样硬化。

10.4 生物活性分子标记

10.4.1 川崎病诊断生物活性分子标记

我国台湾地区一项多中心研究[127]发现,川崎病患者 IFN-γ 诱导蛋白 10 (IP-10)水平显著升高。截尾值 1318pg/mL 预测川崎病的 AUC 值为 0.94,敏感性为 100%,特异性为 77%。进一步验证研究发现,IP-10 是预测川崎病的较好指标。Chun 等[128]经小样本研究发现,烯醇酶抗体(一种 HSP)参与血管炎发病。出现烯醇酶 IgM 抗体阳性的是:10 例完全性川崎病病例中有 6 例;全部 4 例不完全性川崎病病例;9 例发热对照病例中有 3 例;而 7 例正常对照未检出此种抗体。这提示,烯醇酶抗体可辅助诊断川崎病,尤其在临床表现不典型时。LipidA 是脂多糖(LPS)的毒性位点。Takeshita 等[129]检测了川崎病患者血清 LipidA-IgG、LipidA-IgM 和 LipidA-IgA 的表达情况。结果发现,在急性期和亚急性期,LipidA-IgA 水平均有明显升高,且以 IgA_2 亚型多见。研究提示,G^- 菌抗原诱发的黏膜免疫反应参与川崎病发病,LipidA-IgA 是一个有价值的评估指标。Gupta 等[130]报道,川崎病患者抗心磷脂抗体 IgG 水平与对照组无显著性差异,但抗心磷脂抗体 IgM 和 IgA 水平显著升高。已有报道称 IgA 参与血管炎病变;在川崎病血管中也找到了分泌 IgA 的浆细胞,发现抗心磷脂抗体介导的内皮活化可能参与川崎病发病。胱蛋白酶抑制剂 C 是弹性纤维酶半胱氨酸蛋白酶抑制剂,参与细胞外基质重构,其缺乏与动脉粥样硬化、主动脉瘤有关。有研究发现[131],与非感染组相比,川崎病患者急性期与亚急性期胱蛋白酶抑制剂 C 水平明显下降。白色念珠菌水溶物(CAWS)可诱导小鼠冠状动脉炎。有研究[132]检测川崎病患者血清真菌细胞壁主要成分 β 葡聚糖的抗体,发现 IVIG 敏感川崎病患者

β葡聚糖抗体水平显著升高,而 IVIG 耐药川崎病患者无明显变化,提示真菌细胞壁可能参与川崎病发病。miR-145 通过调节血管平滑肌细胞增殖和分化,参与动脉粥样硬化发病。川崎病全血 RNA 测序发现[133],与腺病毒感染组相比,川崎病患者 miR-145 水平明显升高,其下游效应分子为 TGFβ。Yoshimura 等[134]报道,川崎病组中性粒细胞源 NO 水平增高,川崎病组和发热组活性氧族(ROS)水平增高;经 IVIG 治疗后,中性粒细胞源 NO 水平下降,但对 ROS 无影响;中性粒细胞源 NO 水平与发病天数呈正相关;川崎病急性期中性粒细胞产生 NO 过量,可能参与内皮细胞损伤的发生。Biezeveld 等[135]报道,川崎病患者 CRP 和巨噬细胞新蝶呤水平在发病 2 周恢复正常,中性粒细胞弹性蛋白酶(HNE)水平在发病后 6 周和 3 个月持续升高,且与中性粒细胞明胶酶相关脂质运载蛋白(NGAL)水平呈正相关。川崎病后中性粒细胞活化持续时间长,可能与冠状动脉病变和 IVIG 耐药相关。MMP 家族参与血管损伤和重构,有研究发现[136]在完全性川崎病和不完全性川崎病急性期,pro-MMP-9 活性和蛋白表达水平、TIMP 蛋白表达水平均明显升高,而活化 MMP-9 改变均不明显。这些变化可用于诊断川崎病,尤其在临床表现不明显时。Takeshita 等[137]报道,川崎病急性期血清总 MMP-9(包括游离 MMP-9 原和游离 MMP-9)水平明显升高,白细胞 MMP-9 mRNA 水平也明显升高,发现白细胞可能是 MMP-9 的来源,参与川崎病发病。Kemmotsu 等[138]对川崎病脂肪因子谱进行了分析,发现在川崎病急性期,只有抵抗素(Resistin)升高,而高相对分子质量脂连素(HMW adiponectin)、瘦素(Leptin)和内脏脂肪素(Visfatin)变化不明显;IVIG 耐药组在入院时的抵抗素水平高于 IVIG 敏感组,提示脂肪因子中仅抵抗素参与川崎病的发病,且与 IVIG 治疗反应相关。Kanai 等[139]应用质谱技术发现,川崎病急性期 IVIG 和 ASA 治疗前 α_1 抗胰蛋白酶(α_1-AT)升高,它可能通过抑制中性粒细胞弹力酶活性而在冠状动脉病变中发挥作用。Ebihara 等[140]检测川崎病白细胞 18 种 S100 基因发现,在急性期有 7 种 S100 基因($S100A6$、$S100A8$、$S100A9$、$S100A11$、$S100A12$、$S100P$ 和 $S100Z$)表达升高,其中钙粒蛋白基因($S100A8$、$S100A9$ 和 $S100A12$)升高更为明显,而 $S100A13$ 基因表达下调。Straface 等[141]研究发现,川崎病患者 ROS 和活性氮族(RNS)水平升高;NOS 抑制剂水平下降,3-硝基酪氨酸和髓过氧化物酶水平升高,提示氧化和硝化应激参与川崎病发病。Ling 等[142]检测尿多肽表达谱(筛出 13 个多肽,分析表明来源于 9 个蛋白前体,这些肽序列比对发现与 2 个 1 型胶原 α₁ 和 4 个尿调节素肽有关的紧密序列簇)和全血细胞类型特异性的基因表达谱(筛出 32 个基因,分析这些基因发现,川崎病患者 PI3K 信号、T 细胞受体信号、B 细胞受体信号、T 辅助细胞分化信号和自然杀伤细胞信号均下调);与临床资料分析相结合改进川崎病的鉴别诊断;结合 7 个临床参数(血红蛋白、嗜酸性粒细胞、发病天数、单核细胞、CRP、WBC 和杆状核细胞)可有效区分川崎病和发热患者。Gavin 等[143]在川崎病死亡病例的瘤组织中检测 MMP2、MMP9、TIMP-1 和 TIMP-2 的表达,发现在新生内膜和新生毛细血管内皮表达 MMP2,在瘤组织和新生冠状动脉表达 MMP9,而在冠状动脉不表达。这提示,MMP2 参与新生血管增殖,MMP9 参与冠状动脉瘤的发生。

10.4.2　IVIG 耐药生物活性分子标记

sRAGE 可与促炎配体 S100A12 结合,阻断 RAGE 效应。Wittkowski 等[144]研究发现,在川崎病急性期,sRAGE 下降,与 S100A12 呈负相关;S100A12/sRAGE 比例在 IVIG 耐药患者中明显升高,可用于评估川崎病 IVIG 的治疗反应。Ye 等[145]报道,IVIG 耐药川崎病病例在急性期,中性粒细胞表达 S100A12 下降;经 IVIG 治疗后,S100A12 水平上升。这提示,炎症反应在 IVIG 耐药组推迟,同时体外 TNFα 刺激中性粒细胞分泌 S100A12 增加;发现中性粒细胞源 S100A12 参与川崎病血管炎的发生,能预测 IVIG 耐药。Foell 等[146]报道了 31 例川崎病病例。其中,28 例 IVIG 敏感患者 S100A12 水平在经 IVIG 治疗后显著下降。Yahata 等[147]在研究氧化应激的两个指标活性氧代谢产物(ROM)和生物抗氧化力(BAP)与川崎病的关系时发现,川崎病组 ROM 水平较对照组升高;IVIG 耐药组 ROM 水平经 IVIG 治疗后 2 周才下降,而 IVIG 敏感组 ROM 水平经 IVIG 治疗后立即下降;耐药组 BAP 水平明显下降,治疗 2 周仍不上升。这提示,ROM 和 BAP 水平可用于预测对 IVIG 的治疗反应。Takatsuki 等[148]报道,川崎病患者 IVIG 治疗前尿 8-异前列腺素水平明显升高,治疗后下降,提示尿 8-异前列腺素可能参与川崎病的发病。Fujieda 等[149]研究发现,抗过氧化物酶抗体 2 (Prx2)的阳性率在川崎病组为 43.3%,明显高于败血症组的 10%。Prx2 阳性的川崎病患者热程长,IVIG 耐药率高,尿 8-异前列腺素含量高,提示 Prx2 可能参与川崎病 IVIG 耐药的发生。有研究[150]纳入了 29 例 IVIG 敏感川崎病病例(即 IVIG 敏感组)和 7 例 IVIG 耐药川崎病病例(即 IVIG 耐药组),发现 IVIG 耐药组的高迁移率族蛋白 1(HMGB1)、入院时发病天数、白细胞、CRP、ALT 和 LDH 水平均明显高于 IVIG 敏感组。在这些参数中,预测 IVIG 耐药效果最好的是 HMGB1。骨髓相关蛋白 8(MRP-8)和 MRP-14 均为 S100 蛋白。Hirono 等[151]研究发现,它们在川崎病急性期外周血粒细胞的转录水平和血清水平明显升高,IVIG 敏感组在经 IVIG 治疗后迅速下降,而 IVIG 耐药组在经 IVIG 治疗后持续升高;同时,MRP-8 和 MRP-14+的 CEC 在川崎病合并冠状动脉病变组明显升高并持续 2 周,MRP-8 和 MRP-14 可用于评估 IVIG 的治疗反应,而 MRP-8 和 MRP-14+CEC 可用于评估冠状动脉病变。有研究报道[152],当川崎病患者血浆簇连蛋白浓度>8.52mg/L 时,IVIG 耐药风险增加,OR 值为 11.467。结果发现,簇连蛋白与川崎病 IVIG 耐药密切相关。海帕西啶(Hepcidin)是一种能调节血铁水平的小分子肽类激素,是小肠铁重吸收和巨噬细胞铁释放的负调节因子。Kuo 等[153]研究发现,海帕西啶与川崎病相关性贫血有关;川崎病患者 IL-6 和海帕西啶水平升高,经 IVIG 治疗后下降明显;海帕西啶与 IVIG 治疗反应和冠状动脉病变也相关。

10.4.3　冠状动脉损伤生物活性分子标记

Korematsu 等[154]研究发现,川崎病患者 MMP9 主要在中性粒细胞,TIMP-1 在血小板中,血浆 MMP9 水平与中性粒细胞计数呈正相关;IVIG 耐药川崎病组 MMP9/TIMP-1 比值较 IVIG 敏感川崎病组高;抑制中性粒细胞活性和维持血小板活性可调节 MMP9/TIMP-1 平衡,可能预防冠状动脉瘤的发生。Senzaki 等[155]对 57 例川崎病无冠状动脉病变病例(即无冠状动脉病变组)和 8 例川崎病合并冠状动脉病变病例(即冠状动脉病变组)数据进行研究发现,与无冠状动脉病变组相比,冠状动脉病变组在 IVIG 治疗前的 MMP9 水平和 MMP9/TIMP-2 比值更高;在 IVIG 治疗后,MMP3 水平和 MMP3/TIMP-1 比值更高。这提示,MMP 水平和 MMP/TIMP 比值升高者易发生冠状动脉病变,抑制 MMP 可能预防冠状动脉病变的发生。Lau

等[156]研究发现,川崎病患者 MMP2 和 MMP9 的浓度及活性与冠状动脉病变无关;在小鼠模型中,MMP9 仅在受累的冠状动脉中表达升高,外周血 MMP9 浓度无明显变化。Nozue 等[157]对 44 例川崎病病例(即川崎病组)和 17 例正常对照者(即对照组)分析发现,川崎病组抵抗素水平在 IVIG 治疗前升高,在 IVIG 治疗后下降;高危冠状动脉病变组与低危冠状动脉病变组(在 Harada 评分中,7 项中出现 4 项以下为低危,4 项及以上即为高危)抵抗素水平无显著性差异,提示抵抗素是急性炎症蛋白,但抵抗素不能预测川崎病患者的血管病变。Simonini 等[158]将 58 例川崎病病例(其中有 6 例合并冠状动脉病变)、30 例发热对照者、18 例 SLE 病例和 40 例正常对照者纳入研究,发现川崎病患者在 IVIG 治疗前及治疗 3 个月后的血清骨保护素(OPG)水平明显高于各对照组;在 IVIG 治疗前,合并冠状动脉病变患者的 OPG 水平高于无冠状动脉病变者,3 个月后无明显差异;OPG 值 123.2pg/mL,预测冠状动脉病变的敏感性和特异性分别为 100% 和 96%,提示 OPG 是预测川崎病合并冠状动脉病变的有价值的指标。Gorelik 等[159]研究了 48 例川崎病病例和 23 例对照者的资料发现,卵泡抑素样蛋白 1(FSTL-1)水平在川崎病急性期达峰值,在发病后第 2 周时仍较高,到 6 个月后降至正常;7 例川崎病合并冠状动脉病变患者在急性期有更高的 FSTL-1 水平,截尾值 178ng/mL 预测川崎病合并冠状动脉病变的敏感性和特异性分别为 85% 和 71%。Yu 等[160]对 14 例川崎病合并冠状动脉病变病例和 33 例川崎病无冠状动脉病变病例研究发现,血浆簇连蛋白与冠状动脉病变相关,血浆簇连蛋白浓度 $<$ 12mg/L 者发生冠状动脉病变的风险增加(OR 4.53),是冠状动脉病变的预测指标。Chen 等[161]报道,川崎病合并冠状动脉病变患者急性期血清 25-$(OH)D_3$ 水平明显高于川崎病未合并冠状动脉病变患者,截尾值 65ng/mL 预测冠状动脉病变的特异性和敏感性分别为 73% 和 78%,诊断准确性为 74%,提示 25-$(OH)D_3$ 可作为预测冠状动脉病变的指标之一。Li 等[162]研究报道,川崎病患者急性期 H_2S 水平下降,NO 水平升高,经 IVIG 治疗后,H_2S 和 NO 水平均升高;川崎病合并冠状动脉病变组 H_2S 水平较无冠状动脉病变组下降明显,提示 H_2S 参与川崎病血管损伤的发生。Kim 等[163]报道,川崎病患者血清抑制素水平显著升高,且与血红蛋白呈负相关,与 IL-6 呈正相关,但对冠状动脉病变并无预测价值。

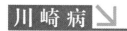

10.4.4　远期并发症生物活性分子标记

Cheung 等[164]将 32 例川崎病合并冠状动脉病变患者（即冠状动脉病变组）、19 例川崎病无冠状动脉病变患者（即无冠状动脉病变组）和 32 例对照者（即对照组）纳入研究,51 例川崎病患者在平均首次确诊 10 年后取标本检测。结果发现,冠状动脉病变组氧化应激指标中的丙二醛和过氧化氢水平升高,与颈动脉中内膜厚度（IMT）和颈动脉僵硬指数呈正相关,川崎病合并冠状动脉病变患者后期氧化应激增加,动脉内膜有异常变化。Lin 等[165]研究了 10 例川崎病合并持续冠状动脉病变病例（发病后平均持续 14.5 年）、25 例无冠状动脉病变病例和 25 例正常对照者,检测细胞外基质标记Ⅲ型前胶原氨基端肽（PⅢNP）、MMP9 和 TIMP-1 水平,发现有川崎病病史者 PⅢNP 水平升高,MMP9 和 TIMP-1 水平下降,MMP/TIMP 比值下降,有持续冠状动脉病变的患者则下降得更为明显,而 hsCRP 在川崎病患者中变化不明显,PⅢNP 与冠状动脉病变（冠状动脉狭窄、阻塞和血栓）严重程度呈正相关。

10.5　脑钠肽

Dahdah 等[166]分析了 43 例川崎病病例和 19 例对照者资料发现,川崎病患者在 IVIG 治疗前的氨基末端 B 型脑钠肽原（NT-proBNP）水平比正常值升高近 5 倍,而 BNP 水平无明显变化。NT-proBNP 是比 BNP 更好的川崎病标记物,对于症状不典型病例有辅助诊断的价值。McNeal-Davidson 等[167]将 81 例川崎病病例和 49 例正常对照者纳入研究,检测血清 NT-proB-NP 水平。将数值进行对数转换并校正年龄后分析发现,NT-proBNP 对川崎病具有预测价值,其敏感性为 70.4%～88.9%,特异性为 69.4%～91.8%,且对完全性川崎病和不完全性川崎病均有效。Cho 等[168]研究了 59 例川崎病病例（即川崎病组）和 45 例发热对照者（即对照组）发现,川崎病组 hs-CRP 水平比对照组有轻度升高,但无统计学差异;而 NT-proBNP 水平显著升高,取值 219.7pg/mL,诊断川崎病的敏感性和特异性均为 71.2%。这提示,在诊断川崎病时,NT-proBNP 的价值大于 hs-CRP。Kishimoto 等[169]分析了 54 例川崎病病例（即川崎病组）和 18 例对照者（即对照组）资料发现,川崎病组 BNP 水平比对照组升高,但左心贮备功能(LVEF、LVDD 的 Z 积分和 Tei 指数)无显著性差异,LVEF 和 LVDD 与 BNP 呈正相关;川崎病组 IL-6 和 CRP 水平的升高,也与 BNP 呈正相关。这提示,发病时,心脏贮备功能正常,BNP 水平升高与炎症相关。Kurotobi 等[170]报道了 25 例急性期川崎病病例和 83 例对照病例,用二尖瓣早期流速(E 峰)、晚期流速(A 峰)和 E/A 值评估心室舒张功能。当川崎病合并舒张功能不全时,BNP 水平升高明显,BNP 水平与 A 峰呈正相关,与 E/A 值呈负相关;当川崎病急性期伴左室舒张功能障碍时,BNP 水平升高,与超声心动图指标具有良好的相关性,可作为判定川崎病心脏舒张功能障碍的指标。Sato 等[171]报道,NT-proBNP 和可溶性 ST2(sST2,白介素 1 受体家族成员,被视为一种心脏标志物)水平在川崎病急性期升高;肌钙蛋白(cTnI)水平在急性期升高 30%,恢复期升高 40%,发病 2 年内恢复正常;NT-proBNP 与年龄和舒张功能指标(二尖瓣 E/A、减速时间)呈负相关,与 sST2、冠状动脉内径、ALT 和 GGT 呈正相关,提示 NT-proBNP 可作为评价川崎病心肌舒张功能损伤的标记物。Kawamura 等[172]报道了 69 例川崎病病例,平均 BNP 浓度在急性期为 73.2pg/mL±107.7pg/mL,在恢复期为 7.9pg/mL±7.5pg/mL。根据急性期 BNP 浓度>50pg/mL 和<50pg/mL 分为两组,即 BNP 高组和 BNP 低组。BNP 高组心电图有更多的心肌损伤表现,包括异常 Q 波、ST 抬高或压低、T 波低平或倒置和心包积液,提示 BNP 的检测可用于帮助川崎病并发亚临床心肌炎的诊断。Kawamura 等[173]比较研究了 32 例急性期川崎病病例、35 例恢复期川崎病病例和 26 例病毒感染对照病例发现,BNP 水平在急性期升高,在恢复期下降;急性期有心包积液者,BNP 水平更高,急性期 BNP 水平与 LVSF 和 LVDD 无相关性,提示 BNP 与心包积液相关。Kim 等[174]研究分析了 135 例川崎病病例(其中 22 例为 IVIG 耐药川崎病病例)发现,NT-proBNP 水平在耐药组明显升高,截尾值 1093pg/dL 预测 IVIG 耐药的敏感性和特异性分别为 70% 和 76.5%。Iwashima 等[175]研究报道了 91 例川崎病病例(其中,有 14 例为 IVIG 耐药病例,17 例合并冠状动脉病变),检测其急性期 NT-proBNP 水平。结果,IVIG 耐药患者的 NT-proBNP 水平比 IVIG 敏感患者高 2 倍;川崎病合并冠状动脉病变患者的 NT-proBNP 水平与无冠状动脉病变患者无显著性差异;NT-proBNP 水平与 CRP 呈正相关,

与红细胞压积、血钠和白蛋白水平呈负相关(提示它能反映川崎病患者的炎症状态和血管渗透性),与 IVIG 耐药密切相关。Yoshimura 等[176]研究报道了 80 例川崎病病例,其中 19 例合并冠状动脉病变,17 例为 IVIG 耐药病例。结果,NT-proBNP 水平在冠状动脉病变组升高,预测冠状动脉病变的截尾值为 1300pg/mL,其敏感性和特异性分别为 95%和 85%;NT-proBNP 水平在耐药组升高,预测 IVIG 耐药的截尾值为 800pg/mL,其敏感性和特异性分别为 71%和 62%。这提示,NT-proBNP 可用来预测冠状动脉病变和 IVIG 耐药。Kaneko 等[177]研究分析了 6 例川崎病合并冠状动脉病变病例(即冠状动脉病变组)和 37 例川崎病无冠状动脉病变病例(即无冠状动脉病变组)发现,两组在年龄、性别、发病天数、白细胞、血钠、CRP 和白蛋白水平上无显著性差别,冠状动脉病变组 NT-proBNP 水平升高近 2.5 倍,NT-proBNP 水平>1000pg/mL 预测冠状动脉病变的敏感性和特异性分别为 68%和 83%,OR 值为 10.4。

参考文献

[1]Liu R, Gao F, Huo J, et al. Study on the relationship between mean platelet volume and platelet distribution width with coronary artery lesion in children with Kawasaki disease [J]. Platelets, 2012, 23(1): 11-16.

[2]Cho HJ, Choi YE, Song ES, et al. Procalcitonin levels in patients with complete and incomplete Kawasaki disease [J]. Dis Markers, 2013, 35 (5): 505-511.

[3]Xiu-Yu S, Jia-Yu H, Qiang H, et al. Platelet count and erythrocyte sedimentation rate are good predictors of Kawasaki disease: ROC analysis [J]. J Clin Lab Anal, 2010, 24(6): 385-388.

[4]Yahata T, Suzuki C, Yoshioka A, et al. Platelet activation dynamics evaluated using platelet-derived microparticles in Kawasaki disease [J]. Circ J, 2014, 78(1): 188-193.

[5]Okada Y, Minakami H, Tomomasa T, et al. Serum procalcitonin con-

centration in patients with Kawasaki disease [J]. J Infect, 2004, 48 (2): 199-205.

[6]Huang MY, Gupta-Malhotra M, Huang JJ, et al. Acute-phase react-ants and a supplemental diagnostic aid for Kawasaki disease [J]. Pediatr Cardiol, 2010, 31(8): 1209-1213.

[7]Yu HR, Kuo HC, Sheen JM, et al. A unique plasma proteomic profiling with imbalanced fibrinogen cascade in patients with Kawasaki disease [J]. Pediatr Allergy Immunol, 2009, 20(7): 699-707.

[8]Lin MT, Tsao LY, Cheng ML, et al. Absence of hypercoagulability in acute Kawasaki disease [J]. Pediatr Int, 2005, 47(2): 126-31.

[9]No SJ, Kim DO, Choi KM, et al. Do predictors of incomplete Kawasa-ki disease exist for infants [J]. Pediatr Cardiol, 2013, 34(2): 286-290.

[10]Yu JJ, Kwak BO, Jeon YH, et al. Elevation of the index of left ven-tricular mass during the acute and subacute phase of Kawasaki disease, and its association with indexes of diastolic function [J]. Cardiol Young, 2009, 19(1): 64-69.

[11]Wu TH, Kuo HC, Tain YL, et al. Common carotid artery intima-media thickness is useful for diagnosis of the acute stage of Kawasaki disease [J]. BMC Pediatr, 2014, 14: 98.

[12]Cha S, Yoon M, Ahn Y, et al. Risk factors for failure of initial intravenous immunoglobulin treatment in Kawasaki disease [J]. J Ko-rean Med Sci, 2008, 23(4): 718-722.

[13]Ashouri N, Takahashi M, Dorey F, et al. Risk factors for nonre-sponse to therapy in Kawasaki disease [J]. J Pediatr, 2008, 153(3): 365-368.

[14]Kuo HC, Liang CD, Wang CL, et al. Serum albumin level predicts in-itial intravenous immunoglobulin treatment failure in Kawasaki disease [J]. Acta Paediatr, 2010, 99(10): 1578-1583.

[15]Yoshikawa H, Nomura Y, Masuda K, et al. Serum procalcitonin val-ue is useful for predicting severity of Kawasaki disease [J]. Pediatr In-

fect Dis J, 2012, 31(5): 523-525.

[16] Eladawy M, Dominguez SR, Anderson MS, et al. Abnormal liver panel in acute kawasaki disease [J]. Pediatr Infect Dis J, 2011, 30 (2): 141-144.

[17] Chen CJ, Huang FC, Tiao MM, et al. Sonographic gallbladder abnormality is associated with intravenous immunoglobulin resistance in Kawasaki disease [J]. Scientific World Journal, 2012, 2012(6): 85758.

[18] Sato S, Kawashima H, Kashiwagi Y, et al. Inflammatory cytokines as predictors of resistance to intravenous immunoglobulin therapy in Kawasaki disease patients [J]. Int J Rheum Dis, 2013, 16(2): 168-172.

[19] Fukunishi M, Kikkawa M, Hamana K, et al. Prediction of non-responsiveness to intravenous high-dose gamma-globulin therapy in patients with Kawasaki disease at onset [J]. J Pediatr, 2000, 137(2): 172-176.

[20] Kobayashi T, Inoue Y, Takeuchi K, et al. Prediction of intravenous immunoglobulin unresponsiveness in patients with Kawasaki disease [J]. Circulation, 2006, 113(22): 2606-2612.

[21] Egami K, Muta H, Ishii M, et al. Prediction of resistance to intravenous immunoglobulin treatment in patients with Kawasaki disease [J]. J Pediatr, 2006, 149(2): 237-240.

[22] Sano T, Kurotobi S, Matsuzaki K, et al. Prediction of non-responsiveness to standard high-dose gamma-globulin therapy in patients with acute Kawasaki disease before starting initial treatment [J]. Eur J Pediatr, 2007, 166(2): 131-137.

[23] Ichihashi K, Shiraishi H, Momoi M. Prediction of responsiveness or non-responsiveness to treatment of acute Kawasaki disease using 1 gram per kilogram of immunoglobulin—an effective and cost-saving schedule of therapy [J]. Cardiol Young, 2009, 19(3): 224-227.

[24] Fu PP, Du ZD, Pan YS. Novel predictors of intravenous immunoglob-

ulin resistance in Chinese children with Kawasaki disease [J]. Pediatr Infect Dis J, 2013, 32(8): e319-e323.

[25]Davies S, Sutton N, Blackstock S, et al. Predicting IVIG resistance in UK Kawasaki disease [J]. Arch Dis Child, 2015, 100(4): 366-368.

[26]Ruan Y, Ye B, Zhao X. Clinical characteristics of Kawasaki syndrome and the risk factors for coronary artery lesions in China [J]. Pediatr Infect Dis J, 2013, 32(10): e397-e402.

[27]Honkanen VE, McCrindle BW, Laxer RM, et al. Clinical relevance of the risk factors for coronary artery inflammation in Kawasaki disease [J]. Pediatr Cardiol, 2003, 24(2): 122-126.

[28]Weng KP, Hsieh KS, Huang SH, et al. Clinical relevance of the risk factors for coronary artery lesions in Kawasaki disease [J]. Kaohsiung J Med Sci, 2012, 28(1): 23-29.

[29]Yeo Y, Kim T, Ha K, et al. Incomplete Kawasaki disease in patients younger than 1 year of age: a possible inherent risk factor [J]. Eur J Pediatr, 2009, 168(2): 157-162.

[30]Sabharwal T, Manlhiot C, Benseler SM, et al. Comparison of factors associated with coronary artery dilation only versus coronary artery aneurysms in patients with Kawasaki disease [J]. Am J Cardiol, 2009, 104(12): 1743-1747.

[31]Miura M, Ohki H, Tsuchihashi T, et al. Coronary risk factors in Kawasaki disease treated with additional gammaglobulin [J]. Arch Dis Child, 2004, 89(8): 776-780.

[32]Mitani Y, Sawada H, Hayakawa H, et al. Elevated levels of high-sensitivity C-reactive protein and serum amyloid: A late after Kawasaki disease: association between inflammation and late coronary sequelae in Kawasaki disease [J]. Circulation, 2005, 111(1): 38-43.

[33]Tremoulet AH, Jain S, Chandrasekar D, et al. Evolution of laboratory values in patients with Kawasaki disease [J]. Pediatr Infect Dis J, 2011, 30(12): 1022-1026.

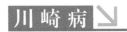
[34]Mori M, Imagawa T, Yasui K, et al. Predictors of coronary artery lesions after intravenous gamma-globulin treatment in Kawasaki disease [J]. J Pediatr, 2000, 137(2): 177-180.

[35]Catalano-Pons C, Andre MC, Chalumeau M, et al. Lack of value of procalcitonin for prediction of coronary aneurysms in Kawasaki disease [J]. Pediatr Infect Dis J, 2007, 26(2): 179-180.

[36]Nakamura Y, Yashiro M, Uehara R, et al. Case-control study of giant coronary aneurysms due to Kawasaki disease [J]. Pediatr Int, 2003, 45(4): 410-413.

[37]Nakamura Y, Yashiro M, Uehara R, et al. Use of laboratory data to identify risk factors of giant coronary aneurysms due to Kawasaki disease [J]. Pediatr Int, 2004, 46(1): 33-38.

[38]Muta H, Ishii M, Egami K, et al. Serum sodium levels in patients with Kawasaki disease [J]. Pediatr Cardiol, 2005, 26(4): 404-407.

[39]Chen J, Liu Y, Liu W, et al. A meta-analysis of the biomarkers associated with coronary artery lesions secondary to Kawasaki disease in Chinese children [J]. J Huazhong Univ Sci Technol Med Sci, 2011, 31(5): 705-711.

[40]Senzaki H, Kobayashi T, Nagasaka H, et al. Plasminogen activator inhibitor-1 in patients with Kawasaki disease: diagnostic value for the prediction of coronary artery lesion and implication for a new mode of therapy [J]. Pediatr Res, 2003, 53(6): 983-988.

[41]Sakai M, Asayama K, Otabe T, et al. Low tissue plasminogen activator relative to plasminogen activator inhibitor-1 as a marker of cardiac complication in children with Kawasaki disease [J]. Clin Appl Thromb Hemost, 2001, 7(3): 214-218.

[42]Checchia PA, Borensztajn J, Shulman ST. Circulating cardiac troponin I levels in Kawasaki disease [J]. Pediatr Cardiol, 2001, 22 (2): 102-106.

[43]Lega JC, Bozio A, Cimaz R, et al. Extracoronary echocardiographic

findings as predictors of coronary artery lesions in the initial phase of Kawasaki disease [J]. Arch Dis Child, 2013, 98(2): 97-102.

[44]Kuramochi Y, Ohkubo T, Takechi N, et al. Hemodynamic factors of thrombus formation in coronary aneurysms associated with Kawasaki disease [J]. Pediatr Int, 2000, 42(5): 470-475.

[45]Fujino M, Hata T, Kuriki M, et al. Inflammation aggravates heterogeneity of ventricular repolarization in children with Kawasaki disease [J]. Pediatr Cardiol, 2014, 35(7): 1268-1272.

[46]Sengupta D, Kahn AM, Kung E, et al. Thrombotic risk stratification using computational modeling in patients with coronary artery aneurysms following Kawasaki disease [J]. Biomech Model Mechanobiol, 2014, 13(6): 1261-1276.

[47]Zhang T, Yanagawa H, Oki I, et al. Factors relating to the cardiac sequelae of Kawasaki disease one month after initial onset [J]. Acta Paediatr, 2002, 91(5): 517-520.

[48]Borzutzky A, Gutierrez M, Talesnik E, et al. High sensitivity C-reactive protein and endothelial function in Chilean patients with history of Kawasaki disease [J]. Clin Rheumatol, 2008, 27(7): 845-850.

[49]Ou CY, Tseng YF, Lee CL, et al. Significant relationship between serum high-sensitivity C-reactive protein, high-density lipoprotein cholesterol levels and children with Kawasaki disease and coronary artery lesions [J]. J Formos Med Assoc, 2009, 108(9): 719-724.

[50]Cheung YF, Ho MH, Tam SC, et al. Increased high sensitivity C reactive protein concentrations and increased arterial stiffness in children with a history of Kawasaki disease [J]. Heart, 2004, 90(11): 1281-1285.

[51]Niboshi A, Hamaoka K, Sakata K, et al. Endothelial dysfunction in adult patients with a history of Kawasaki disease [J]. Eur J Pediatr, 2008, 167(2): 189-196.

[52]Ghelani SJ, Singh S, Manojkumar R. Endothelial dysfunction in a co-

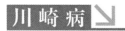
hort of North Indian children with Kawasaki disease without overt coronary artery involvement [J]. J Cardiol, 2009, 53(2): 226-231.

[53]Ishikawa T, Iwashima S. Endothelial dysfunction in children within 5 years after onset of Kawasaki disease [J]. J Pediatr, 2013, 163(4): 1117-1121.

[54]Kadono T, Sugiyama H, Hoshiai M, et al. Endothelial function evaluated by flow-mediated dilatation in pediatric vascular disease [J]. Pediatr Cardiol, 2005, 26(4): 385-390.

[55]Liu XQ, Huang GY, Liang XV, et al. Endothelial progenitor cells and arterial functions in the late convalescence period of Kawasaki disease [J]. Acta Paediatr, 2009, 98(8): 1355-1359.

[56]Silva AA, Maeno Y, Hashmi A, et al. Cardiovascular risk factors after Kawasaki disease: a case-control study [J]. J Pediatr, 2001, 138 (3): 400-405.

[57]Cheung YF, Yung TC, Tam SC, et al. Novel and traditional cardiovascular risk factors in children after Kawasaki disease: implications for premature atherosclerosis [J]. J Am Coll Cardiol, 2004, 43(1): 120-124.

[58]Ooyanagi R, Fuse S, Tomita H, et al. Pulse wave velocity and ankle brachial index in patients with Kawasaki disease [J]. Pediatr Int, 2004, 46(4): 398-402.

[59]Cheung YF, Wong SJ, Ho MH. Relationship between carotid intima-media thickness and arterial stiffness in children after Kawasaki disease [J]. Arch Dis Child, 2007, 92(1): 43-47.

[60]Mitra A, Singh S, Devidayal, et al. Serum lipids in north Indian children treated for kawasaki disease [J]. Int Heart J, 2005, 46(5): 811-817.

[61]Gupta A, Singh S, Gupta A, et al. Aortic stiffness studies in children with Kawasaki disease: preliminary results from a follow-up study from North India [J]. Rheumatol Int, 2014, 34(10): 1427-1432.

[62]Ogawa S, Ohkubo T, Fukazawa R, et al. Estimation of myocardial hemodynamics before and after intervention in children with Kawasaki disease [J]. J Am Coll Cardiol, 2004, 43(4): 653-661.

[63]Oner T, Yilmazer MM, Guven B, et al. An observational study on peripheral blood eosinophilia in incomplete Kawasaki disease [J]. Anadolu Kardiyol Derg, 2012, 12(2): 160-164.

[64]Lin LY, Yang TH, Lin YJ, et al. Comparison of the laboratory data between Kawasaki disease and enterovirus after intravenous immunoglobulin treatment [J]. Pediatr Cardiol, 2012, 33(8): 1269-1274.

[65]Reichardt P, Lehmann I, Sierig G, et al. Analysis of T-cell receptor V-beta 2 in peripheral blood lymphocytes as a diagnostic marker for Kawasaki disease [J]. Infection, 2002, 30(6): 360-364.

[66]Kim HY, Lee HG, Kim DS. Apoptosis of peripheral blood mononuclear cells in Kawasaki disease [J]. J Rheumatol, 2000, 27(3): 801-806.

[67]Katayama K, Matsubara T, Fujiwara M, et al. CD14＋CD16＋ monocyte subpopulation in Kawasaki disease [J]. Clin Exp Immunol, 2000, 121(3): 566-570.

[68]Furuno K, Yuge T, Kusuhara K, et al. CD25＋CD4＋ regulatory T cells in patients with Kawasaki disease [J]. J Pediatr, 2004, 145(3): 385-390.

[69]Matsubara T, Anwar R, Fujiwara M, et al. CTLA-4 (CD152) expression in peripheral blood T cells in Kawasaki disease [J]. Clin Exp Immunol, 2003, 132(1): 169-173.

[70]Tan Z, Yuan Y, Chen S, et al. Plasma Endothelial microparticles, TNF-α and IL-6 in Kawasaki disease [J]. Indian Pediatr, 2013, 50(5): 501-503.

[71]Yin JX, Kang MR, Choi JS, et al. Levels of intra- and extracellular heat shock protein 60 in Kawasaki disease patients treated with

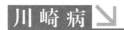
intravenous immunoglobulin [J]. Clin Immunol, 2007, 124(3): 304-310.

[72]Ichiyama T, Yoshitomi T, Nishikawa M, et al. NF-kappaB activation in peripheral blood monocytes/macrophages and T cells during acute Kawasaki disease [J]. Clin Immunol, 2001, 99(3): 373-377.

[73]Imayoshi M, Yamamoto S, Watanabe M, et al. Expression of CD180, a toll-like receptor homologue, is up-regulated in children with Kawasaki disease [J]. J Mol Med (Berl), 2006, 84(2): 168-174.

[74]Ehara H, Kiyohara K, Izumisawa Y, et al. Early activation does not translate into effector differentiation of peripheral CD8T cells during the acute phase of Kawasaki disease [J]. Cell Immunol, 2010, 265 (1): 57-64.

[75]Ha KS, Lee J, Jang GY, et al. Value of neutrophil-lymphocyte ratio in predicting outcomes in Kawasaki disease [J]. Am J Cardiol, 2015, 116(2): 301-306.

[76]Takahashi K, Oharaseki T, Naoe S, et al. Neutrophilic involvement in the damage to coronary arteries in acute stage of Kawasaki disease [J]. Pediatr Int, 2005, 47(3): 305-310.

[77]Kobayashi T, Kimura H, Okada Y, et al. Increased CD11b expression on polymorphonuclear leucocytes and cytokine profiles in patients with Kawasaki disease [J]. Clin Exp Immunol, 2007, 148(1): 112-118.

[78]Onouchi Z, Hamaoka K, Ozawa S, et al. Neutropenia in the acute phase of Kawasaki disease and prevention of coronary artery aneurysm [J]. Pediatr Int, 2009, 51(4): 448-452.

[79]Kuo HC, Wang CL, Liang CD, et al. Association of lower eosinophil-related T helper 2 (Th2) cytokines with coronary artery lesions in Kawasaki disease [J]. Pediatr Allergy Immunol, 2009, 20(3): 266-272.

[80]Kuo HC, Wang CL, Liang CD, et al. Persistent monocytosis after intravenous immunoglobulin therapy correlated with the development of coronary artery lesions in patients with Kawasaki disease [J]. J Micro-

biol Immunol Infect，2007，40(5)：395-400.

[81]Wang CL，Wu YT，Lee CJ，et al. Decreased nitric oxide production after intravenous immunoglobulin treatment in patients with Kawasaki disease [J]. J Pediatr，2002，141(4)：560-565.

[82]Yu X，Hirono KI，Ichida F，et al. Enhanced iNOS expression in leukocytes and circulating endothelial cells is associated with the progression of coronary artery lesions in acute Kawasaki disease [J]. Pediatr Res，2004，55(4)：688-694.

[83]Ikemoto Y，Teraguchi M，Ono A，et al. Serial changes of plasma nitrate in the acute phase of Kawasaki disease [J]. Pediatr Int，2003，45 (4)：421-425.

[84]Nakatani K，Takeshita S，Tsujimoto H，et al. Circulating endothelial cells in Kawasaki disease [J]. Clin Exp Immunol，2003，131(3)：536-540.

[85]Gong F，Zhang Y，Xie C，et al. Expression of receptor for advanced glycation end products (RAGE) on the surface of circulating endothelial cells is upregulated in Kawasaki disease [J]. Pediatr Res，2012，71 (6)：720-724.

[86]Fu S，Gong F，Xie C，et al. S100A12 on circulating endothelial cells surface in children with Kawasaki disease [J]. Pediatr Res，2010，68 (2)：165-168.

[87]Ge X，Li CR，Yang J，et al. Aberrantly decreased levels of NKG2D expression in children with kawasaki disease [J]. Scand J Immunol，2013，77(5)：389-397.

[88]Wang CL，Wu YT，Liu CA，et al. Expression of CD40 ligand on CD4 ＋ T-cells and platelets correlated to the coronary artery lesion and disease progress in Kawasaki disease [J]. Pediatrics，2003，111(2)：e140-e147.

[89]Reindel R，Bischof J，Kim KY，et al. CD84 is markedly up-regulated in Kawasaki disease arteriopathy [J]. Clin Exp Immunol，2014，177

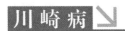
(1): 203-211.

[90]Padler-Karavani V, Tremoulet AH, Yu H, et al. A simple method for assessment of human anti-Neu5Gc antibodies applied to Kawasaki disease [J]. PLoS One, 2013, 8(3): e58443.

[91]Kuroi A, Imanishi T, Suzuki H, et al. Clinical characteristics of patients with Kawasaki disease and levels of peripheral endothelial progenitor cells and blood monocyte subpopulations [J]. Circ J, 2010, 74 (12): 2720-2725.

[92]Kimura J, Takada H, Nomura A, et al. Th1 and Th2 cytokine production is suppressed at the level of transcriptional regulation in Kawasaki disease [J]. Clin Exp Immunol, 2004, 137(2): 444-449.

[93]Lee TJ, Chun JK, Yeon SI, et al. Increased serum levels of macrophage migration inhibitory factor in patients with Kawasaki disease [J]. Scand J Rheumatol, 2007, 36(3): 222-225.

[94]Jang GC, Kim HY, Ahn SY, et al. Raised serum interleukin 15 levels in Kawasaki disease [J]. Ann Rheum Dis, 2003, 62(3): 264-266.

[95]Hahn Y, Kim Y, Jo S, et al. Reduced frequencies of peripheral interferon-gamma-producing CD4 + and CD4 − cells during acute Kawasaki disease [J]. Int Arch Allergy Immunol, 2000, 122(4): 293-298.

[96]Shikishima Y, Saeki T, Matsuura N. Chemokines in Kawasaki disease: measurement of CCL2, CCL22 and CXCL10 [J]. Asian Pac J Allergy Immunol, 2003, 21(3): 139-143.

[97]Takeshita S, Takabayashi H, Yoshida N. Circulating adiponectin levels in Kawasaki disease [J]. Acta Paediatr, 2006, 95(10): 1312-1314.

[98]Sohn MH, Noh SY, Chang W, et al. Circulating interleukin 17 is increased in the acute stage of Kawasaki disease [J]. Scand J Rheumatol, 2003, 32(6): 364-366.

[99]Nomura Y, Masuda K, Maeno N, et al. Serum levels of interleukin-18 are elevated in the subacute phase of kawasaki syndrome [J]. Int Arch

Allergy Immunol, 2004, 135(2): 161-165.

[100]Shikishima Y, Kawano Y, Shirai H, et al. Inverse correlation between macrophage-colony stimulating factor, cholesterol and high density lipoprotein cholesterol in Kawasaki disease [J]. Asian Pac J Allergy Immunol, 2001, 19(2): 85-91.

[101]Igarashi H, Hatake K, Shiraishi H, et al. Elevated serum levels of macrophage colony-stimulating factor in patients with Kawasaki disease complicated by cardiac lesions [J]. Clin Exp Rheumatol, 2001, 19(6): 751-756.

[102]Yasukawa K, Terai M, Shulman ST, et al. Systemic production of vascular endothelial growth factor and fms-like tyrosine kinase-1 receptor in acute Kawasaki disease [J]. Circulation, 2002, 105(6): 766-769.

[103]Liu R, He B, Gao F, et al. Relationship between adipokines and coronary artery aneurysm in children with Kawasaki disease [J]. Transl Res, 2012, 160(2): 131-136.

[104]Hoshina T, Kusuhara K, Ikeda K, et al. High mobility group box 1 (HMGB1) and macrophage migration inhibitory factor (MIF) in Kawasaki disease [J]. Scand J Rheumatol, 2008, 37(6): 445-449.

[105]Hamada H, Suzuki H, Abe J, et al. Inflammatory cytokine profiles during Cyclosporin treatment for immunoglobulin-resistant Kawasaki disease [J]. Cytokine, 2012, 60(3): 681-685.

[106] Wang Y, Wang W, Gong F, et al. Evaluation of intravenous immunoglobulin resistance and coronary artery lesions in relation to Th1/Th2 cytokine profiles in patients with Kawasaki disease [J]. Arthritis Rheum, 2013, 65(3): 805-814.

[107]Suzuki H, Suenaga T, Takeuchi T, et al. Marker of T-cell activation is elevated in refractory Kawasaki disease [J]. Pediatr Int, 2010, 52 (5): 785-789.

[108]Hirabayashi Y, Takahashi Y, Xu Y, et al. Lack of CD4＋CD25＋

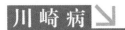
FOXP3+ regulatory T cells is associated with resistance to intravenous immunoglobulin therapy in patients with Kawasaki disease [J]. Eur J Pediatr, 2013, 172(6): 833-837.

[109]Jia S, Li C, Wang G, et al. The T helper type 17/regulatory T cell imbalance in patients with acute Kawasaki disease [J]. Clin Exp Immunol, 2010, 162(1): 131-137.

[110]Abe J, Ebata R, Jibiki T, et al. Elevated granulocyte colony-stimulating factor levels predict treatment failure in patients with Kawasaki disease [J]. J Allergy Clin Immunol, 2008, 122(5): 1008-1013. e8.

[111]Terai M, Honda T, Yasukawa K, et al. Prognostic impact of vascular leakage in acute Kawasaki disease [J]. Circulation, 2003, 108 (3): 325-330.

[112]Ueno K, Nomura Y, Hashiguchi T, et al. Platelet vascular endothelial growth factor is a useful predictor for prognosis in Kawasaki syndrome [J]. Br J Haematol, 2010, 148(2): 285-292.

[113]Ohno T, Igarashi H, Inoue K, et al. Serum vascular endothelial growth factor: a new predictive indicator for the occurrence of coronary artery lesions in Kawasaki disease [J]. Eur J Pediatr, 2000, 159(6): 424-429.

[114]Hamamichi Y, Ichida F, Yu X, et al. Neutrophils and mononuclear cells express vascular endothelial growth factor in acute Kawasaki disease: its possible role in progression of coronary artery lesions [J]. Pediatr Res, 2001, 49(1): 74-80.

[115]Takeshita S, Kawamura Y, Takabayashi H, et al. Imbalance in the production between vascular endothelial growth factor and endostatin in Kawasaki disease [J]. Clin Exp Immunol, 2005, 139(3): 575-579.

[116]Ebata R, Abe J, Yasukawa K, et al. Increased production of vascular endothelial growth factor-d and lymphangiogenesis in acute Kawasaki disease [J]. Circ J, 2011, 75(6): 1455-1462.

[117]Masi L, Franceschelli F, Leoncini G, et al. Can fibroblast growth

factor (FGF)-23 circulating levels suggest coronary artery abnormalities in children with Kawasaki disease [J]. Clin Exp Rheumatol, 2013, 31(1): 149-153.

[118]Ohno T, Yuge T, Kariyazono H, et al. Serum hepatocyte growth factor combined with vascular endothelial growth factor as a predictive indicator for the occurrence of coronary artery lesions in Kawasaki disease [J]. Eur J Pediatr, 2002, 161(2): 105-111.

[119]Yin W, Wang X, Ding Y, et al. Expression of nuclear factor -κBp65 in mononuclear cells in Kawasaki disease and its relation to coronary artery lesions [J]. Indian J Pediatr, 2011, 78(11): 1378-1382.

[120]Samada K, Igarashi H, Shiraishi H, et al. Increased serum granulocyte colony-stimulating factor correlates with coronary artery dilatation in Kawasaki disease [J]. Eur J Pediatr, 2002, 161(10): 538-541.

[121]Reindel R, Baker SC, Kim KY, et al. Integrins alpha4 and alphaM, collagen1A1, and matrix metalloproteinase 7 are upregulated in acute Kawasaki disease vasculopathy [J]. Pediatr Res, 2013, 73(3): 332-336.

[122]Suzuki H, Noda E, Miyawaki M, et al. Serum levels of neutrophil activation cytokines in Kawasaki disease [J]. Pediatr Int, 2001, 43(2): 115-119.

[123]Weng KP, Hsieh KS, Huang SH, et al. Interleukin-18 and coronary artery lesions in patients with Kawasaki disease [J]. J Chin Med Assoc, 2013, 76(8): 438-445.

[124]Furui J. Soluble forms of P-, E- and L-selectin in children with Kawasaki disease [J]. Kurume Med J, 2001, 48(2): 135-143.

[125]Furui J, Ishii M, Ikeda H, et al. Soluble forms of the selectin family in children with Kawasaki disease: prediction for coronary artery lesions [J]. Acta Paediatr, 2002, 91(11): 1183-1188.

[126]Fukunaga H, Kishiro M, Akimoto K, et al. Imbalance of peroxisome proliferator-activated receptor gamma and adiponectin predisposes Kawasaki disease patients to developing atherosclerosis [J]. Pedi-

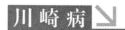
atr Int, 2010, 52(5): 795-800.

[127]Ko TM, Kuo HC, Chang JS, et al. CXCL10/IP-10 is a biomarker and mediator for Kawasaki disease [J]. Circ Res, 2015, 116(5): 876-883.

[128]Chun JK, Lee TJ, Choi KM, et al. Elevated anti-α-enolase antibody levels in Kawasaki disease [J]. Scand J Rheumatol, 2008, 37(1): 48-52.

[129]Takeshita S, Kawase H, Shimizu T, et al. Increased production of serum IgA-class antibody to lipid A in Kawasaki disease [J]. Pediatr Int, 2002, 44(1): 5-11.

[130]Gupta M, Johann-Liang R, Bussel JB, et al. Elevated IgA and IgM anticardiolipin antibodies in acute Kawasaki disease [J]. Cardiology, 2002, 97(4): 180-182.

[131]Gupta-Malhotra M, Levine DM, Cooper RS, et al. Decreased levels of cystatin C, an inhibitor of the elastolytic enzyme cysteine protease, in acute and subacute phases of Kawasaki disease [J]. Cardiology, 2003, 99(3): 121-125.

[132]Ishibashi K, Fukazawa R, Miura NN, et al. Diagnostic potential of antibody titres against Candida cell wall β-glucan in Kawasaki disease [J]. Clin Exp Immunol, 2014, 177(1): 161-167.

[133]Shimizu C, Kim J, Stepanowsky P, et al. Differential expression of miR-145 in children with Kawasaki disease [J]. PLoS ONE, 2013, 8 (3): e58159.

[134]Yoshimura K, Tatsumi K, Iharada A, et al. Increased nitric oxide production by neutrophils in early stage of Kawasaki disease [J]. Eur J Pediatr, 2009, 168(9): 1037-1041.

[135]Biezeveld MH, van Mierlo G, Lutter R, et al. Sustained activation of neutrophils in the course of Kawasaki disease: an association with matrix metalloproteinases [J]. Clin Exp Immunol, 2005, 141(1): 183-188.

[136]Chua PK, Melish ME, Yu Q, et al. Elevated levels of matrix metalloproteinase 9 and tissue inhibitor of metalloproteinase 1 during

the acute phase of Kawasaki disease [J]. Clin Diagn Lab Immunol, 2003, 10(2): 308-314.

[137]Takeshita S, Tokutomi T, Kawase H, et al. Elevated serum levels of matrix metalloproteinase-9 (MMP-9) in Kawasaki disease [J]. Clin Exp Immunol, 2001, 125(2): 340-344.

[138]Kemmotsu Y, Saji T, Kusunoki N, et al. Serum adipokine profiles in Kawasaki disease [J]. Mod Rheumatol, 2012, 22(1): 66-72.

[139]Kanai T, Shiraishi H, Uehara R, et al. Increased alpha1-antitrypsin levels in acute-phase Kawasaki disease as shown by SELDI-TOF MS analysis [J]. Pediatr Cardiol, 2012, 33(8): 1343-1347.

[140]Ebihara T, Endo R, Kikuta H, et al. Differential gene expression of S100 protein family in leukocytes from patients with Kawasaki disease [J]. Eur J Pediatr, 2005, 164(7): 427-431.

[141]Straface E, Marchesi A, Gambardella L, et al. Does oxidative stress play a critical role in cardiovascular complications of Kawasaki disease [J]. Antioxid Redox Signal, 2012, 17(10): 1441-1446.

[142]Ling XB, Lau K, Kanegaye JT, et al. A diagnostic algorithm combining clinical and molecular data distinguishes Kawasaki disease from other febrile illnesses [J]. BMC Med, 2011, 9:130.

[143]Gavin PJ, Crawford SE, Shulman ST, et al. Systemic arterial expression of matrix metalloproteinases 2 and 9 in acute Kawasaki disease [J]. Arterioscler Thromb Vasc Biol, 2003, 23(4): 576-581.

[144]Wittkowski H, Hirono K, Ichida F, et al. Acute Kawasaki disease is associated with reverse regulation of soluble receptor for advance glycation end products and its proinflammatory ligand S100A12 [J]. Arthritis Rheum, 2007, 56(12): 4174-4181.

[145]Ye F, Foell D, Hirono KI, et al. Neutrophil-derived S100A12 is profoundly upregulated in the early stage of acute Kawasaki disease [J]. Am J Cardiol, 2004, 94(6): 840-844.

[146]Foell D, Ichida F, Vogl T, et al. S100A12 (EN-RAGE) in monitoring

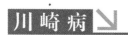

Kawasaki disease [J]. Lancet, 2003, 361(9365): 1270-1272.

[147] Yahata T, Suzuki·C, Hamaoka A, et al. Dynamics of reactive oxygen metabolites and biological antioxidant potential in the acute stage of Kawasaki disease [J]. Circ J, 2011, 75(10): 2453-2459.

[148] Takatsuki S, Ito Y, Takeuchi D, et al. IVIG reduced vascular oxidative stress in patients with Kawasaki disease [J]. Circ J, 2009, 73(7): 1315-1318.

[149] Fujieda M, Karasawa R, Takasugi H, et al. A novel anti-peroxiredoxin autoantibody in patients with Kawasaki disease [J]. Microbiol Immunol, 2012, 56(1): 56-61.

[150] Eguchi T, Nomura Y, Hashiguchi T, et al. An elevated value of high mobility group box 1 is a potential marker for poor response to high-dose of intravenous immunoglobulin treatment in patients with Kawasaki syndrome [J]. Pediatr Infect Dis J, 2009, 28(4): 339-341.

[151] Hirono K, Foell D, Xing Y, et al. Expression of myeloid-related protein-8 and -14 in patients with acute Kawasaki disease [J]. J Am Coll Cardiol, 2006, 48(6): 1257-1264.

[152] Ou-Yang MC, Kuo HC, Lin IC, et al. Plasma clusterin concentrations may predict resistance to intravenous immunoglobulin in patients with Kawasaki disease [J]. Sci World J, 2013, 2013:382523.

[153] Kuo HC, Yang YL, Chuang JH, et al. Inflammation-induced hepcidin is associated with the development of anemia and coronary artery lesions in Kawasaki disease [J]. J Clin Immunol, 2012, 32(4): 746-752.

[154] Korematsu S, Ohta Y, Tamai N, et al. Cell distribution differences of matrix metalloproteinase-9 and tissue inhibitor of matrix metalloproteinase-1 in patients with Kawasaki disease [J]. Pediatr Infect Dis J, 2012, 31(9): 973-974.

[155] Senzaki H, Masutani S, Kobayashi J, et al. Circulating matrix metalloproteinases and their inhibitors in patients with Kawasaki disease

[J]. Circulation, 2001, 104(8): 860-863.

[156]Lau AC, Rosenberg H, Duong TT, et al. Elastolytic matrix metalloproteinases and coronary outcome in children with Kawasaki disease [J]. Pediatr Res, 2007, 61(6): 710-715.

[157]Nozue H, Imai H, Saitoh H, et al. Serum resistin concentrations in children with Kawasaki disease [J]. Inflamm Res, 2010, 59(11): 915-920.

[158]Simonini G, Masi L, Giani T, et al. Osteoprotegerin serum levels in Kawasaki disease: an additional potential marker in predicting children with coronary artery involvement [J]. J Rheumatol, 2005, 32 (11): 2233-2238.

[159]Gorelik M, Wilson DC, Cloonan YK, et al. Plasma follistatin-like protein 1 is elevated in Kawasaki disease and may predict coronary artery aneurysm formation [J]. J Pediatr, 2012, 161(1): 116-119.

[160]Yu HR, Kuo HC, Huang EY, et al. Plasma clusterin levels in predicting the occurrence of coronary artery lesions in patients with Kawasaki disease [J]. Pediatr Cardiol, 2010, 31(8): 1151-1156.

[161]Chen YL, Wang JL, Li WQ. Prediction of the risk of coronary arterial lesions in Kawasaki disease by serum 25-hydroxyvitamin D3 [J]. Eur J Pediatr, 2014, 173(11): 1467-1471.

[162]Li XH, Zhang CY, Wu JX, et al. Changes in plasma hydrogen sulfide and nitric oxide levels and their clinical significance in children with Kawasaki disease [J]. Chin Med J (Engl), 2011, 124(21): 3445-3449.

[163]Kim HJ, Choi EH, Kil HR. Association between adipokines and coronary artery lesions in children with Kawasaki disease [J]. J Korean Med Sci, 2014, 29(10): 1385-1390.

[164]Cheung YF, Karmin O, Woo CWH, et al. Oxidative stress in children late after Kawasaki disease: relationship with carotid atherosclerosis and stiffness [J]. BMC Pediatr, 2008, 8: 20.

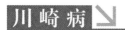
[165]Lin MT, Chen SJ, Ho YL, et al. Abnormal matrix remodeling in adolescents and young adults with Kawasaki disease late after onset [J]. Clin Chem, 2008, 54(11): 1815-1822.

[166]Dahdah N, Siles A, Fournier A, et al. Natriuretic peptide as an adjunctive diagnostic test in the acute phase of Kawasaki disease [J]. Pediatr Cardiol, 2009, 30(6): 810-817.

[167] McNeal-Davidson A, Fournier A, Spigelblatt L, et al. Value of amino-terminal pro B-natriuretic peptide in diagnosing Kawasaki disease [J]. Pediatr Int, 2012, 54(5): 627-633.

[168]Cho SY, Kim Y, Cha SH, et al. Adjuvant laboratory marker of Kawasaki disease, NT-pro-BNP or hs-CRP [J]. Ann Clin Lab Sci, 2011, 41(4): 360-363.

[169]Kishimoto S, Suda K, Teramachi Y, et al. Increased plasma type B natriuretic peptide in the acute phase of Kawasaki disease [J]. Pediatr Int, 2011, 53(5): 736-741.

[170]Kurotobi S, Kawakami N, Shimizu K, et al. Brain natriuretic peptide as a hormonal marker of ventricular diastolic dysfunction in children with Kawasaki disease [J]. Pediatr Cardiol, 2005, 26(4): 425-430.

[171]Sato YZ, Molkara DP, Daniels LB, et al. Cardiovascular biomarkers in acute Kawasaki disease [J]. Int J Cardiol, 2013, 164(1): 58-63.

[172]Kawamura T, Wago M. Brain natriuretic peptide can be a useful biochemical marker for myocarditis in patients with Kawasaki disease [J]. Cardiol Young, 2002, 12(2): 153-158.

[173]Kawamura T, Wago M, Kawaguchi H, et al. Plasma brain natriuretic peptide concentrations in patients with Kawasaki disease [J]. Pediatr Int, 2000, 42(3): 241-248.

[174]Kim SY, Han MY, Cha SH, et al. N-terminal pro-brain natriuretic peptide (NT proBNP) as a predictive indicator of initial intravenous immunoglobulin treatment failure in children with Kawasaki disease:

a retrospective study [J]. Pediatr Cardiol, 2013, 34(8): 1837-1843.

[175]Iwashima S, Ishikawa T. B-type natriuretic peptide and N-terminal pro-BNP in the acute phase of Kawasaki disease [J]. World J Pediatr, 2013, 9(3): 239-244.

[176]Yoshimura K, Kimata T, Mine K, et al. N-terminal pro-brain natriuretic peptide and risk of coronary artery lesions and resistance to intravenous immunoglobulin in Kawasaki disease [J]. J Pediatr, 2013, 162(6): 1205-1209.

[177]Kaneko K, Yoshimura K, Ohashi A, et al. Prediction of the risk of coronary arterial lesions in Kawasaki disease by brain natriuretic peptide [J]. Pediatr Cardiol, 2011, 32(8): 1106-1109.

第 11 章　川崎病影像学

影像学是评估心脏功能和确定川崎病冠状动脉病变的最常用和重要的一种方法,检测包括冠状动脉扩张、冠状动脉瘤和血栓形成,动态检测心室壁节段性运动异常,评价心肌炎、心肌缺血,检测外周血管瘤、血管狭窄性病变。不同的影像学检查各有优缺点,可互相补充。结合具体病例选择合适的影像检查方法,有利于早期识别川崎病并发症和后遗症。

11.1　超声心动图

尽管冠状动脉造影(简称冠脉造影)是诊断冠脉病变的金标准,但是它是一种创伤性的检查。而超声心动图具有无创、敏感度高、无辐射和检查费用低等优势,成为临床上最常用的评价冠状动脉病变的影像学检查方法。Hiraishi 等[1]比较高频探头经胸超声与冠脉造影,发现经胸超声正确识别冠状动脉瘤横断面的敏感性和特异性分别为 95% 和 99%。AlHuzaimi 等[2]运用超声检测主动脉脉搏波传导速度(PWV),病例对照研究表明有川崎病病史的患者 PWV 增快,提示有动脉粥样硬化的风险。Deng 等[3]收集川崎病发病 1～10 年后病例,运用高分辨率超声观察肱动脉反应性充血反应,发现患者反应性充血肱动脉直径变化的百分比较对照组低,提示川崎病后有血管内皮功能障碍。Tashiro 等[4]报道了 22 例川崎病、8 例细菌性淋巴结炎和 5 例传染性单核细胞增多症患者的淋巴结超声检查结果,发现川崎病患者颈部淋巴结超声横切面有淋巴结串联类似葡萄,与细菌性淋巴结炎患者的超声检查结果不同;其中,有 5 例川崎病患者发热和颈部淋巴结肿大症状的出现早于其他川崎病患者,超声可早期诊断川崎病引起的淋巴结改变。Okubo 等[5]研究发现,川崎病患者急性期的主动脉扩张功能下降、硬度升高,亚急性期恢复正常。Arnold 等[6]比较了 17 例川崎病合并冠脉病变但无症状患者和 17 例健康对照者在休息状态和自行车运动状态下的心肌组织收缩和舒张峰值速度,结果发现:收缩峰值速度无明显差异;患者组在狭窄冠脉供血区域,舒张功能异常,舒张峰值流速下降;用运动情况下舒张峰值流速＜90mm/s 来诊断冠状脉狭窄的敏感性和特异性分别为 75％和 64％。这提示对运动组织的超声心动描记有助于早期发现心功能异常改变。Noto 等[7]运用超声比较了川崎病合并冠脉病变患者组、家族型高胆固醇患者组和健康对照组的颈动脉中层内膜(CIMT),结果发现川崎病合并冠脉病变患者组的 CIMT 灰度值较另两组显著升高,川崎病合并冠脉病变患者组和家族型高胆固醇患者组的 CIMT 厚度较健康对照组增厚,但无明显差异,这提示川崎病合并冠脉病变和家族型高胆固醇所引起的动脉粥样硬化的形成原理不同。Yu 等[8]收集了 40 例川崎病住院患者和 40 例健康对照者,在心脏超声下将左心室分为 16 节段,比较各节段达到最小收缩容积时间的标准差,结果发现川崎病患者左心室 16 节段不同步指数(2.73％±0.96％)明显高于对照者(2.01％±0.85％),提示川崎病患者左心室收缩不协调,收缩功能受损。Leonardi 等[9]收集了左心室功能正常、有或无动脉瘤的川崎病病史患者,用超声组织学特征(UTC)分析左心室 16 节段心肌背向散射(IB),发现有川崎病病史的患者心动周期 IB 变化量较低,校正 IB 较高,而左心室收缩功能与健康者无明显差别,同时有川崎病病史合并冠状动脉瘤或狭窄与有川崎病病史冠脉正常患者间无显著性差异,提示 IB 可用于评估发病后患者的心肌改变情况。Xu 等[10]应用二维超声应变分析软件,追踪心肌运动和各节段应变,发现川崎病急性期左心室纵向收缩应变能力下降,IVIG 治疗后好转,至发病后 6~8 周恢复到正常;左心室收缩应变与冠脉病变不相关,与 CRP 呈正相关,与血红蛋白水平呈负相关。

11.2　CT

　　冠脉病变可能发生在冠状动脉的远端,比如前降支、回旋支及右冠状动脉远端。这些部位由于受到肺部气体的干扰,超声心动图的诊断较为困难。而且由于超声切面的关系,特殊形状的管状动脉瘤并不能很好地被观察。

而 CT 可以克服以上困难,同时,CT 也是一种无创伤的影像学检查方法,相比于冠脉造影有着很大的优势。Chu 等[11]对 6 例川崎病患者施行 CT 冠脉造影(CTCA)与超声心动图以诊断冠状动脉病变,结果多层螺旋 CT 冠状造影(简称多层 CTCA)确定了 12 个冠状动脉瘤(其中,7 个囊状动脉瘤,5 个梭形动脉瘤);而超声心动图漏诊了 1 个囊状和 2 个梭形动脉瘤。Xing 等[12]运用多层 CTCA 和超声心动图对 48 例川崎病患者进行检查,观察冠脉病变的位置、冠脉直径,结果经多层 CTCA 发现 15 例患者有 20 个冠状动脉分支受累(扩张、狭窄、钙化等),其中 15 个病变位于左冠状动脉分支,5 个病变位于右冠状动脉分支;但超声检查均未显示出异常。Kaichi 等[13]对 79 例川崎病患者用电子束 CT(EBCT)进行 2～242 个月的冠状动脉随访,发现最终钙化的冠状动脉内径均＞6mm,而内径＞6mm 的冠状动脉的 5 年钙化率为12％,10 年钙化率为 44％,20 年钙化率为 44％,提示内径 6mm 以上冠状动脉发生钙化的可能性很高。Kim 等[14]比较了 CTCA 和磁共振冠脉造影(MRCA),两者的结果基于心导管的参考标准,结果 CTCA 和 MRCA 对冠脉病变(包括冠脉瘤样扩张、狭窄、闭塞)敏感性、特异性、阳性预测价值、阴性预测价值、准确性分别为 93.1％和 77.9％,99.2％和 99.7％,96.8％和98.7％,98.2％和94.1％,98％和 94.9％,表明 CTCA 对冠脉异常的诊断效果优于 MRCA。除 CTCA 外,在颈部 CT 中,咽后淋巴结病和咽后水肿也是相对常见的川崎病的 CT 特征。Katsumata 等[15]比较了 28 例川崎病和50 例非川崎病淋巴结肿大患者的颈部 CT 检查结果,结果:在 82％(23/28)的川崎病患者颈部 PCT 中观察到咽后水肿,在 30％(15/50)的非川崎病患者Ⅲ、Ⅳ组淋巴结肿大观察到咽后水肿;只在 1 例川崎病患者中观察到颈部PCT,而在 58％(29/50)的非川崎病患者中可观察到Ⅲ、Ⅳ组淋巴结肿大。Roh 等[16]选择发热年龄小于 8 岁的,且颈部淋巴结肿大病程达到 6 年的患者,再选择其中增强 CT 可见咽部低密度影的病例进行研究,共 56 例入选,结果发现川崎病组咽部低密度区厚度更厚,较相邻软组织的变化程度大,这提示咽部软组织密度影改变对川崎病的诊断有帮助。Kato 等[17]运用 CT 观察了 12 例川崎病患者颈部淋巴结肿大的特点,结果发现 8 例患者可见淋巴结肿大位于单侧,10 例患者可见肿大淋巴结周围有渗出,3 例患者可见淋巴结内局灶性密度衰减,4 例患者可见咽后低密度区,3 例患者可见扁桃体周围低密度区,4 例患者可见扁桃体肿大。这表明,川崎病颈部淋巴结肿大的特点通常表现为单侧分布和淋巴结周围有渗出,偶尔伴有咽后壁低密度区、扁桃体周围低密度区和扁桃体肿大。

11.3　磁共振(MRI)

磁共振血管成像(MRA)不仅可用于简单描述血管腔内结构,更能反映血流方式和速度等血管功能信息。相比于 CTA 和 DSA,MRA 更具有无创性和安全性。其优点是无须注射造影剂,对患者无创伤性、无痛苦,亦无辐射性损害、造影剂反应,并发症也显著减少。Greil 等[18]对已知有冠脉病变的患者进行磁共振冠脉血管成像(MRCA)与传统冠脉造影检查,结果发现 2 种方法对冠脉狭窄以及心肌梗死的诊断非常一致,而前者不仅是一种非侵入性的选择,而且克服了心脏超声冠脉病变图像质量差的不足,也减少了需要进行连续 X 射线的冠状动脉造影。Mavrogeni 等[19]对 13 例 3~8 岁的川崎病病史患者进行 MRCA 和传统冠脉造影检查。结果,通过 MRCA,在 6 个患者中发现冠脉瘤,在 7 个患者中发现冠状动脉扩张,这与传统冠脉造影完全符合。磁共振除了用作冠脉造影外,还可以对心脏功能进行评价。Tacke 等[20]对患者进行心脏磁共振成像,测量心室舒张末期容积、收缩末期容积、每搏心排血量和射血分数,发现患者组和健康对照组的左、右心室体积及功能无明显差异,在川崎病后合并冠状动脉瘤与川崎病后不合并冠状动脉瘤之间,在川崎病合并心功能障碍与心功能正常之间均无明显差异,曾有心肌缺血性病变的川崎病病史患者出现左室射血分数的下降,2 例严重冠状动脉瘤患者出现磁共振图像对比度增强(提示心肌梗死),表明川崎病患者的心脏收缩功能与健康人无明显差异。

11.4　PETCT

PETCT,全称为正电子发射计算机断层显像,它利用正电子核素标记葡萄糖等人体代谢物作为显像剂,可以敏感地捕捉到心肌缺血发作所引起的心肌代谢变化。Jan 等[21]收集了 11 例有川崎病病史合并冠脉病变的病例和

12 例有川崎病病史无冠脉病变的病例,比较 PETCT 与平板试验对心肌缺血的敏感性及特异性,发现 PETCT 检测心肌缺血的敏感性、特异性、假阳性率和假阴性率分别为 72.7%(8/11)、58.3%(7/12)、38.5%(5/13)和 30.0%(3/10),平板试验检测的敏感性、特异性、假阳性率和假阴性率分别为 45.5%(5/11)、100%(12/12)、0%(0/5)和 33.3%(6/18),这提示 PETCT 的敏感性较高,而平板试验的特异性高。Zanon 等[22]收集了川崎病发病 3 年以上的病例,包括 20 例川崎病合并冠状动脉瘤的病例和 20 例川崎病不合并冠状动脉瘤的病例,通过单光子发射计算机化断层显像(SPECT)检测发现,心肌灌注异常在冠状动脉瘤组有 2 例,在无冠状动脉瘤组有 3 例。Hauser 等[23]报道了 10 例川崎病发病 10.3 年±3.0 年的患者,其心电图与超声心动图检查结果均正常。再进行休息状态以及血管舒张状态的 PETCT 检查,结果显示,在休息状态下,有川崎病病史的患者与健康对照组相比有明显异常;在血管舒张情况下,有川崎病病史的患者可检测到冠脉灌注缺损,提示有川崎病病史患者的冠状动脉储备能力下降。

参考文献

[1]Hiraishi S, Misawa H, Takeda N, et al. Transthoracic ultrasonic visualisation of coronary aneurysm, stenosis, and occlusion in Kawasaki disease [J]. Heart, 2000, 83(4): 400-405.

[2]AlHuzaimi A, Al MY, Potts JE, et al. Echo-Doppler assessment of arterial stiffness in pediatric patients with Kawasaki disease [J]. J Am Soc Echocardiogr, 2013, 26(9): 1084-1089.

[3]Deng YB, Xiang HJ, Chang Q, et al. Evaluation by high-resolution ultrasonography of endothelial function in brachial artery after Kawasaki disease and the effects of intravenous administration of vitamin C [J]. Circ J, 2002, 66(10): 908-912.

[4]Tashiro N, Matsubara T, Uchida M, et al. Ultrasonographic evaluation of cervical lymph nodes in Kawasaki disease [J]. Pediatrics, 2002, 109(5): E77-7.

[5]Okubo M，Ino T，Takahashi K，et al. Age dependency of stiffness of the abdominal aorta and the mechanical properties of the aorta in Kawasaki disease in children [J]. Pediatr Cardiol，2001，22(3)：198-203.

[6]Arnold R，Goebel B，Ulmer HE，et al. An exercise tissue Doppler and strain rate imaging study of diastolic myocardial dysfunction after Kawasaki syndrome in childhood [J]. Cardiol Young，2007，17(5)：478-486.

[7]Noto N，Okada T，Abe Y，et al. Characteristics of earlier atherosclerotic involvement in adolescent patients with Kawasaki disease and coronary artery lesions：significance of gray scale median on B-mode ultrasound [J]. Atherosclerosis，2012，222(1)：106-109.

[8]Yu Y，Sun K，Xue H，et al. Usefulness of real-time 3-dimensional echocardiography to identify and quantify left ventricular dyssynchrony in patients with Kawasaki disease [J]. J Ultrasound Med，2013，32(6)：1013-1021.

[9]Leonardi B，Giglio V，Sanders SP，et al. Ultrasound tissue characterization of the myocardium in patients after Kawasaki disease [J]. Pediatr Cardiol，2010，31(6)：766-772.

[10]Xu QQ，Ding YY，Lv HT，et al. Evaluation of left ventricular systolic strain in children with Kawasaki disease [J]. Pediatr Cardiol，2014，35(7)：1191-1197.

[11]Chu WC，Mok GC，Lam WW，et al. Assessment of coronary artery aneurysms in paediatric patients with Kawasaki disease by multidetector row CT angiography：feasibility and comparison with 2D echocardiography [J]. Pediatr Radiol，2006，36(11)：1148-1153.

[12]Xing Y，Wang H，Yu X，et al. Assessment of coronary artery lesions in children with Kawasaki disease：evaluation of MSCT in comparison with 2-D echocardiography [J]. Pediatr Radiol，2009，39(11)：1209-1215.

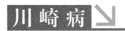
[13]Kaichi S, Tsuda E, Fujita H, et al. Acute coronary artery dilation due to Kawasaki disease and subsequent late calcification as detected by electron beam computed tomography [J]. Pediatr Cardiol, 2008, 29 (3): 568-573.

[14]Kim JW, Goo HW. Coronary artery abnormalities in Kawasaki disease: comparison between CT and MR coronary angiography [J]. Acta Radiol, 2013, 54(2): 156-163.

[15]Katsumata N, Aoki J, Tashiro M, et al. Characteristics of cervical computed tomography findings in Kawasaki disease: a single-center experience [J]. J Comput Assist Tomogr, 2013, 37(5): 681-685.

[16]Roh K, Lee SW, Yoo J. CT analysis of retropharyngeal abnormality in Kawasaki disease [J]. Korean J Radiol, 2011, 12(6): 700-707.

[17]Kato H, Kanematsu M, Kato Z, et al. Computed tomographic findings of Kawasaki disease with cervical lymphadenopathy [J]. J Comput Assist Tomogr, 2012, 36(1): 138-142.

[18]Greil GF, Stuber M, Botnar RM, et al. Coronary magnetic resonance angiography in adolescents and young adults with Kawasaki disease [J]. Circulation, 2002, 105(8): 908-911.

[19]Mavrogeni S, Papadopoulos G, Douskou M, et al. Magnetic resonance angiography is equivalent to X-ray coronary angiography for the evaluation of coronary arteries in Kawasaki disease [J]. J Am Coll Cardiol, 2004, 43(4): 649-652.

[20]Tacke CE, Romeih S, Kuipers IM, et al. Evaluation of cardiac function by magnetic resonance imaging during the follow-up of patients with Kawasaki disease [J]. Circ Cardiovasc Imaging, 2013, 6(1): 67-73.

[21]Jan SL, Hwang B, Fu YC, et al. Comparison of 201Tl SPET and treadmill exercise testing in patients with Kawasaki disease [J]. Nucl Med Commun, 2000, 21(5): 431-435.

[22]Zanon G, Zucchetta P, Varnier M, et al. Do Kawasaki disease patients

without coronary artery abnormalities need a long-term follow-up? A myo-cardial single-photon emission computed tomography pilot study [J]. J Pae-diatr Child Health，2009，45(7-8)：419-424.

[23]Hauser M，Bengel F，Kuehn A，et al. Myocardial blood flow and cor-onary flow reserve in children with "normal" epicardial coronary arter-ies after the onset of Kawasaki disease assessed by positron emission tomography [J]. Pediatr Cardiol，2004，25(2)：108-112.

第 12 章 川崎病治疗进展

12. 1 治疗概况

1991 年,日本 Harada 等[1]提出以下 7 项中符合 4 项及以上的病例要接受 IVIG 治疗:①外周血白细胞计数$>12 \times 10^9/L$;②血小板计数$<350 \times 10^9/L$;③CRP$>3+$;④HCT$<35\%$;⑤白蛋白(ALB)水平$<35g/L$;⑥年龄$\leqslant 12$ 月龄;⑦男性。2004 年,美国 AHA 标准[2]推荐川崎病的治疗方案:在发病 10 天内,最好是在发病 7 天内,给予 IVIG 单剂 2g/kg 治疗(证据等级 A);IVIG 耐药川崎病给予再次 IVIG 2g/kg 治疗(证据等级 C);若治疗两次及以上仍无效,则可加用糖皮质激素(证据等级 C)。但是,该共识自 2004 年发布以来已有 10 余年,期间又有诸多研究为川崎病治疗方案提供更多的临床依据并推动新一版共识。

美国 27 家儿童医院报道[3]了 2001－2006 年 5197 例川崎病病例。其中,再次治疗用 IVIG 的占 14.8%,使用静脉用甲泼尼龙(IVMP)的占 5.8%,口服泼尼龙的占 2.8%,使用英夫利昔单抗的占 1%。英夫利昔使用逐渐增多。冠状动脉病变的发生率为3.3%,年龄<1岁的患者及拉美裔易出现冠状动脉病变。日本第 16 次全国调查采用旧标准,第 18 次全国调查状采用新标准诊断川崎病。Muta 等[4]分析了标准修订后对 IVIG 治疗的影响,发现在应用新标准后,4d 内用 IVIG 治疗的比例下降(27.7% vs. 30.7%),修订标准提高了诊断的敏感性,但仍有部分患者在发病 4 天内采用 IVIG 治疗。日本 2001－2002 年第 17 次全国调查数据[5]表明,在 1052 家医院中,首次治疗方案最多为 1g/(kg·d) IVIG 连用 2d＋30～39mg/(kg·d) 阿司匹林(ASA);在 IVIG 耐药川崎病病例中,44.1% 的医院再次用 IVIG,17.6% 的

医院用乌斯他丁，5.1％医院用 IVIG＋IVMP。回顾分析[6] 314 例川崎病病例，并将其分为 IVIG＋ASA 组和 ASA 组，比较两组发现，IVIG 缩短了川崎病病程、减少了冠状动脉病变的发生；3～10d 用 IVIG 组发生冠状动脉病变的概率比 1～3d 或 10d 以上用 IVIG 组低；用 2g/kg 或 1g/kg IVIG 组发生冠状动脉病变的概率比用 IVIG≤0.6g/kg 或≥3.0g/kg 组低。加拿大安大略省监测 1995－2006 年各医院川崎病数据[7]，发现川崎病病例少于 20 例的医院更多诊断不完全性川崎病，首次治疗更多使用抗生素，而不是 IVIG＋ASA。川崎病在接受 IVIG 2g/kg 治疗后再接受麻疹疫苗接种的间隔时间：在日本为 6～7 个月，在美国为 11 个月。但在再次接受 IVIG 治疗后间隔多久接种疫苗则未见报道。Miura 等[8]报道了 5 例接受 4g/kg IVIG 治疗的患者。在治疗 3 个月后，所有患者麻疹抗体滴度均呈阳性；6 个月后，1 例阳性，3 例弱阳性；9 个月后，均呈阴性；而麻疹抗体中和试验 3 个月后全阳性，9 个月后全阴性。这表明，用 4g/kg IVIG 治疗后，间隔 9 个月要接种麻疹疫苗。美国推荐的 2g/kg IVIG 治疗后间隔 11 个月接种麻疹疫苗的方案时间太长。

12.2　IVIG

针对 IVIG 的使用方法，日本展开了一项前瞻随机试验[9]，A 组方案为 2g/kg＋2g/kg IVIG（首剂 2g/kg，如无效再加用 2g/kg），B 组为 1g/kg＋1g/kg＋2g/kg IVIG（首剂 1g/kg 无效，加用 1g/kg，如仍无效再加用 2g/kg）。结果表明，A 组 7.4％(4/54)接受 4g 方案，B 组 10.9％(6/55)接受 4g 方案，两组无显著性差异；两组冠状动脉病变的发生率无显著性差异(1/54 vs. 4/55)。这提示 B 组方案也有效，且可降低 IVIG 总用量。Khowsathit 等[10]报道了对 41 例川崎病病例采用 1g/kg IVIG 治疗有效，7 例川崎病病例接受首剂 1g/kg IVIG 治疗无效后再次加用 1g/kg IVIG 治疗有效，3 例川崎病病例用 3 次 IVIG。结果，三组在恢复期的冠状动脉病变的发生率分别为 19％、29％和 100％，总冠状动脉病变发生率为 27％；随访 1 年，冠状动脉瘤发生率分别降至 3％、0％和 67％，总发生率为 9.6％。这表明，1g/kg IVIG 组预防冠状动脉病变发生的效果低于 2g/kg 组，1g/kg IVIG 耐药危险因素包括发病早期使用 IVIG 和低血红蛋白水平。Fong 等[11]报道川

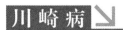

崎病治疗方案为 2g/kg IVIG＋ASA[80～100mg/(kg·d)]至热退 48h。根据 IVIG 治疗时间分组,发病 5d 内应用 IVIG 的病例 15 例;发病 5d 后用 IVIG 的病例 66 例,两组性别、年龄无显著性差异;治疗 48h 热不退或再发热的比例分别为 33％ vs. 8％,即发病 5 天前用 IVIG 的耐药比例显著升高,冠状动脉病变的发生率分别为 13％ vs. 5％,无显著性差异。发病早期治疗与 IVIG 耐药有关,但再次治疗后冠状动脉病变的发生率无显著性差异。但是加拿大 Sick 儿童医院报道了[12]1987－1999 年对 89 例川崎病开展的对照研究,结果在发病 5d 内接受 IVIG 治疗的总热程短(5.2d vs. 8.0d),接受 IVIG 治疗后热程更长(1.5d vs. 0.8d),发病 1 年后冠状动脉病变的发生率更低(4％ vs. 16％),ALB 和 ALT 水平更高,血小板计数更低,川崎病再发率、IVIG 耐药比例、住院时间、发病 3 个月后冠状动脉病变的发生率无显著性差异。这表明,川崎病早期治疗(在发病 5d 内)可降低发病 1 年时冠状动脉病变的发生率,缩短总热程,改善冠状动脉预后,缓解症状。从日本第 20 次全国调查数据[13]中选取在川崎病发病第 11～20 天初次用 IVIG 治疗的病例,将第 4～8 天用 IVIG 治疗的川崎病病例作为对照,比较发现:两组的白细胞计数、中性粒细胞计数和 CRP 在治疗前后变化相似,但前者在恢复期的冠状动脉病变发生率较对照组显著升高(27％ vs. 1％),IVIG 耐药性无显著性差异(12％ vs. 16％);对于治疗前无冠状动脉病变的患者,冠状动脉病变的发生率无显著性差异(8％ vs. 8％);在发病 10d 后,用 IVIG 治疗,炎症可消退,但冠状动脉病变的发生率高。Iwashima 等[14]对 91 例 IVIG 耐药(25 例再治疗仍无效)病例进行再次 IVIG 治疗的评估,再治疗无效组的 CRP 水平更高(12.05mg/dL±5.14mg/dL vs. 7.67mg/dL±4.99mg/dL),CRP 水平≥8mg/dL 预测再治疗无效的敏感性和特异性分别为 76.0％和 63.6％;在 CRP 水平≥8mg/dL 的病例中,41.9％(18/43)进展为冠状动脉病变;在 CRP＜8mg/dL 的病例中,16.7％(8/48)进展为冠状动脉病变。Tsai 等[15]报道称,IVIG 的种类对川崎病治疗有影响,β-丙内酯或酶消化型(β-propiolactone or enzyme digestion)IVIG 易耐药。Kaneko 等[16]报道,不含钠 IVIG 制剂与含钠 IVIG 制剂疗效相同;但应用不含钠 IVIG 后,低钠血症更常见。Manlhiot 等[17]发现,低 IgA、含糖稳定的 IVIG 比普通 IVIG,在改善冠状动脉病变方面的效果较好(亚急性期 Z 积分为 0.8 vs. 1.4;恢复期 Z 积分为

0.4 vs. 0.7),住院天数下降(4d vs. 5d)。Lin 等[18]报道,β-丙内酯型 IVIG 出现无反应的概率更高,抗血小板和抗凝时间延长;酸化型(Acidification) IVIG 增加冠状动脉病变的概率。泰国红十字会从献血者血浆中制取 IVIG (这比生物制剂 IVIG 便宜),并研究[19]其疗效,2001—2003 年共 22 例治疗有效,其中 1 例未完成治疗(因为输注时有严重反应);随访 1 个月,发生冠状动脉病变的只有 2 例;随访 3 个月,发生冠状动脉病变的只有 1 例。Nishikawa 等[20]分析了 10 例川崎病病例和 10 例对照者,在应用 IVIG 前后测定全血黏度、HCT、IgG 和白蛋白水平。结果,IVIG 治疗后,对照组全血黏度增加,而川崎病组不增加,提示川崎病用 IVIG 安全,不增加血栓形成的风险。但是 Baba 等[21]报道,对 16 例川崎病病例急性期在使用单剂 IVIG 前后测定血黏滞度,平均值由 1.18 上升到 1.34,显著升高,多因素分析提示这与 IgG 升高有关。

12.3　糖皮质激素

2012 年,对激素在川崎病中的应用进行 Meta 分析[22],11 篇文献中,有 7 篇文献是在川崎病初次发病后应用 IVMP,有 4 篇文献是在 IVIG 耐药后应用 IVMP。IVIG+IVMP 治疗后,IVIG 耐药发生率下降,OR 0.5;IVIG 耐药后再应用 IVMP 可缩短热程和使 CRP 降至正常时间,IVMP 在初次发病使用和 IVIG 耐药后使用,冠状动脉病变的发生率无显著性差异;IVMP 在川崎病初次治疗时联合 IVIG 治疗,或 IVIG 耐药后使用,有利于改善临床症状而无增加冠状动脉病变风险的副作用。Takeshita 等[23]报道,6 例难治性川崎病病例(首剂 2g/kg IVIG 无效,再次 1g/kg IVIG 仍无效)用小剂量 IVMP 1~2mg/(kg·d)×3d,5 例有效,另 1 例再次用 IVMP 3d 后体温下降。Ogata 等[24]收集了 27 例 IVIG 耐药病例(14 例再次加用 IVIG,即 IVIG 组;13 例用 IVMP 30mg/kg×3d,即 IVMP 组),两组的冠状动脉病变发生率分别为 21.4% 和 0%,但无显著性差异;IVMP 组在治疗后,热程明显缩短 (两组比较为平均 1d 和 3d),费用低。Hashino 等[25]报道了 262 例川崎病病例,其中 35 例为 IVIG 耐药,48h 后再次用 1g/kg IVIG 治疗,17 例病例无效,冠状动脉病变的发生率为 48.6%。将这 17 例病例归为难治性川崎病,

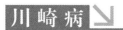

并分作两组：8例继续行1g/kg IVIG治疗（即IVIG组），9例接受IVMP治疗（即IVIG组）。IVIG组和IVMP组的冠状动脉病变发生率分别为62.5%（5/8）和77.8%（7/9），无显著性差异；IVMP组热程短（1.4d±0.7d vs. 4.8d±3.4d），费用低。这表明，对难治性川崎病可用IVMP，但要注意冠脉受累情况，应做好对冠状动脉的随访。以下三项中符合两项则可预测IVIG耐药：CRP水平＞7mg/dL，总胆红素水平＞0.9mg/dL，ALT水平≥200U/L。根据上述方法被预测为IVIG耐药的62例患者接受IVMP（30mg/kg）＋IVIG治疗，根据上述方法被预测为IVIG耐药的对照组32例接受IVIG治疗，结果表明[26]IVMP＋IVIG组体温下降比例高（66% vs. 44%），冠状动脉病变的发生率低（24.2% vs. 46.9%），这表明，IVMP＋IVIG联合治疗可能对IVIG耐药的川崎病患者安全有效。Lang等[27]分析了32例接受IVMP治疗的川崎病病例（26例因为IVIG耐药，5例因为心力衰竭，1例因为急性期症状未缓解），其中9例出现冠状动脉病变，8例出现冠状动脉瘤（有4例在IVMP应用前出现冠状动脉瘤）；随访1年，接受IVIP治疗的患者中，有46%的冠状动脉损伤消退。Adachi等[28]报道了IVIG组（7例川崎病病例13个冠状动脉瘤）和IVIG＋IVMP组（5例川崎病病例12个冠状动脉瘤）的随访情况，比较两组冠状动脉瘤消退情况：IVIG＋IVMP组冠状动脉瘤消退率高，巨大冠状动脉瘤缓解率高；IVIG耐药病例的冠状动脉瘤消退率高。由此表明，加用激素治疗有助于冠状动脉瘤消退。一项RCT研究[29]（RAISE）收集了74家医院2008年9月—2010年12月共248例川崎病病例，并将它们分成两组，一组123例用IVIG单剂2g/kg＋ASA 30mg/（kg·d），另一组125例在前组基础上加用IVMP 2mg/（kg·d），连用15d至CRP正常。研究终点为出现冠状动脉病变。结果表明，IVIG＋IVMP组冠状动脉病变发生率显著下降（3% vs. 23%），不良反应有高胆固醇血症、中性粒细胞减少，证实IVIG＋IVMP治疗对冠状动脉有保护作用。Kobayashi等[30]回顾分析了359例IVIG耐药川崎病病例，采用各种追加治疗方案，在发病1个月时，IVIG＋IVMP组、IVIG组和IVMP组的冠状动脉病变发生率分别为15.9%、28.7%和30.6%，IVIG＋IVMP可降低IVIG耐药风险，发病1个月时冠状动脉瘤发生率降低。这表明，在IVIG耐药一线治疗方案中，IVIG＋IVMP较理想。Wood-itch等[31]运用Meta分析将符合川崎病初始治疗用IVMP，治疗至少2周后有心超检查的 8 篇文献纳入研究,与 ASA＋IVIG 组相比,IVMP＋ASA＋IVIG 组冠状动脉病变的发生率显著减低(OR 0.546),初始治疗加用 IVMP 可减少冠状动脉病变的发生。Zasada 等[32]将 2005－2008 年 28 例川崎病合并冠状动脉病变的病例纳入研究,根据冠状动脉病变持续时间将病例分为小于 6 个月组(17 例)和大于 6 个月组(11 例),发现冠状动脉病变持续时间小于 6 个月组的男孩比例稍高(65％ vs. 55％)、发病月龄稍小(37.7 vs. 39.5 月龄),接受激素治疗的患儿比例稍低(17.6％ vs. 36.4％)。用 Egami 积分(年龄、发病天数、血小板、CRP、ALT)可预测 IVIG 耐药川崎病(≥3 分,敏感性为 78％,特异性为 76％)。日本 Ogata 等[33]应用 Egami 积分方法预测 48/122 例病例为 IVIG 耐药川崎病,随机分为 IVIG 组(26 例)和 IVIG＋IVMP 组(22 例)。后一组体温恢复正常的比例高(86.4％ vs. 23.1％),随访 1 个月后冠状动脉 Z 积分≥2.5 的比例较低,表明 Egami 积分预测为 IVIG 耐药川崎病病例接受 IVIG＋IVMP 治疗安全有效。Sundel 等[34]在波士顿儿童医院一项研究中,将川崎病病例随机分为两组,分别给予 2g/kg IVIG＋ASA,IVIG＋30mg/kg IVMP＋ASA 治疗。有 IVMP 组治疗后热程缩短(平均 1.0d vs. 2.4d),住院时间短(平均 1.9d vs. 3.3d),发病 6 周时 ESR 和 CRP 更低;治疗耐受性好,仅有 1 例出现暂时高血压;IVMP 有助于退热,使炎症指标下降,住院时间缩短,不良反应事件减少。Inoue 等[35]的日本一项多中心前瞻性随机研究纳入了 2000 年 9 月－2005 年 3 月共 12 家医院 178 例川崎病患者,其中 IVIG 组 88 例,IVIG＋IVMP 组 90 例。将发病 1 个月心超检查发现冠状动脉病变作为研究的第一个终点;将临床症状无改善,需要再次治疗作为第二个终点。结果表明,IVIG＋IVMP 组发病 1 个月时的冠状动脉病变发生率更低(2.2％ vs. 11.4％),热程更短,CRP 下降更快,IVIG 耐药发生率更低(5.6％ vs. 18.2％),提示 IVIG＋IVMP 可改善冠状动脉预后。

但是也有部分研究表明,糖皮质激素对川崎病患者有不利影响。因此,对其应用仍有较多争议。Millar 等[36]报道了加拿大 Sick 儿童医院 80 例川崎病合并冠状动脉病变的患者。其中,19 例患者在急性期接受激素治疗,比较入院时、发病 2~3 个月和发病 1 年的冠状动脉 Z 积分:激素治疗组热程长(平均 17d vs. 11d),校正左冠状动脉前降支(LAD)Z 积分分别为＋7.4,＋17.5 和＋15.8,而未用激素组的 Z 积分分别为＋5.5,＋3.5 和＋1.9;右

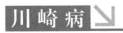

冠状动脉变化趋势相同。这表明,川崎病急性期应用激素会损害血管重构。Jibiki 等[37]根据川崎病治疗方案将病例分组:DXM 组 46 例用 0.3mg/(kg·d) DXM+肝素连用 3d+2g/kg IVIG(发病 4~5d),3d 后加用小剂量阿司匹林;对照组 46 例用 2g/kg IVIG(发病 4~5d)+大剂量 ASA。结果表明,DXM 组在治疗后 CRP 更低(0.9mg/dL vs. 1.2mg/dL),热程更短(1d vs. 2d),但 VEGF 水平无变化;两组均有 2 例冠状动脉病变,无显著性差异,提示初始治疗用 IVIG+DXM 可加速退热,安全有效,但对冠状动脉无保护作用。Teraguchi 等[38]将 41 例首剂治疗 2g/kg IVIG 后耐药川崎病病例分成两组。其中,IVMP 组 14 例,再次给予 2g/kg IVIG 治疗组 27 例。两组冠状动脉病变的发生率(36% vs. 26%)无显著差异,白细胞计数、CRP 和白蛋白水平在 IVMP 组变化较 IVIG 组明显,费用无显著性差异,提示 IVMP 作用有限。Furukawa 等[39]报道了 2003—2006 年 63 例 IVIG 耐药川崎病病例,其中追加治疗用 IVMP 44 例(即 IVMP 组)或再次治疗用 IVIG 19 例(即 IVIG 组),IVMP 组的治疗有效率为 77%,IVIG 组的治疗有效率为 63%;出现冠状动脉病变的病例在 IVMP 组有 5 例,在 IVIG 组有 2 例;IVMP 组热退快,但有再发热,因此总热程无显著性差异,表明 IVMP 治疗后体温下降快,但发热易反复。Jibiki 等[40]将 IVIG 耐药患者分成再次 IVIG(2g/kg)+IVMP [2mg/(kg·d)直到 CRP 正常]组(6 例)和再次 IVIG 治疗组(13 例)。1 个月内和 1 个月后的冠状动脉病变发生率分别为 1/6 vs. 7/13 和 0/6 vs. 4/13,无统计差异,提示 IVMP 作用有限。一项多中心随机双盲安慰剂对照试验[41]将 199 例发病在 10d 内的川崎病病例纳入研究。其中,98 例川崎病病例标准治疗为 IVIG(2g/kg)+ASA(80~100mg/kg),热退 2d 后 ASA 改为3~5mg/kg 维持,定义为标准治疗组;101 例川崎病病例用标准治疗+IVMP(30mg/kg),定义为 IVMP 组。与标准治疗组相比,IVMP 组住院时间缩短,发病 1 周 ESR 更低,CRP 有降低趋势,但 IVIG 耐药、总热程、BSA 校正冠状动脉直径和副作用无显著性差异。研究结果未提示加用 IVMP 的治疗效果较传统治疗方案好。

12.4　抗凝治疗

Hsieh 等[42]比较了 1993—2003 年 153 例 IVIG 敏感川崎病(即 IVIG 敏

感组)和 9 例 IVIG 耐药川崎病(即 IVIG 耐药组)。其中,IVIG 耐药组冠状动脉病变的发生率高(25.0% vs. 2.9%),所有病例均用单一 IVIG 治疗,热退后加用 3～5mg/(kg·d)小剂量 ASA(未用大剂量 ASA),提示初始治疗不加用大剂量 ASA 对预防 IVIG 耐药、冠状动脉病变和缩短热程无明显影响。Saulsbury 等[43]比较了高、低剂量 ASA 对川崎病的治疗效果。在 72 例川崎病病例中,有 21 例病例接受 IVIG 400mg/kg×4d,有 51 例接受 IVIG 2g/kg×1d。70 例病例接受 ASA 治疗,其中 24 例接受大剂量[80～100mg/(kg·d)]ASA后改用小剂量[3～5mg/(kg·d)]维持,46 例起始即为小剂量,两组治疗后热程无明显差异(47h±8h vs. 34h±5h),这提示大剂量 ASA 组的退热效果并不理想。Onouchi 等[44]分析了对 85 例川崎病并发冠状动脉损伤病例(有 103 个巨大冠状动脉瘤,46 个中度冠状动脉瘤和 13 个小冠状动脉瘤)的治疗方案。结果发现,大剂量 IVIG 治疗后,中度冠状动脉瘤退缩至正常的比例比应用 ASA 和激素治疗更高,用 ASA＋华法林治疗和单用 ASA 治疗比单用华法林治疗能更有效地预防冠状动脉闭塞。因此,对于中度冠状动脉瘤,推荐用大剂量 IVIG;而对于巨大冠状动脉瘤,则推荐用 ASA＋华法林治疗。对 1973－2004 年 68 例(54 例男性)巨大冠状动脉瘤进行回顾分析[45],将其分为小剂量 ASA＋华法林联合治疗组(19 例病例,33 个动脉瘤)和小剂量 ASA 组(49 例病例,102 个动脉瘤)。结果,联合治疗组的心梗发生率较低(1/19 vs. 16/49),死亡率较低(0/19 vs. 7/49),两组均无明显出血事件,联合治疗可降低川崎病合并巨大冠状动脉瘤患者发生心梗的风险。加拿大 Levy 等[46]报道了 1990－2000 年 997 例川崎病病例,有 22 例川崎病病例产生 39 个巨大冠状动脉瘤,将其分为华法林治疗组和无华法林治疗组,结果除无华法林组的平均随访时间较长外(6.9 年 vs. 13.3 年),两组人口学资料基本相似,共有 4 例川崎病病例在发病 1 年内发生心血管事件(3 例为心梗,1 例为脑卒中);发病 1 年后运用应激性核医学心肌灌注显像(stress nuclear medicine myocardial perfusion imaging)检查,仅有 1 例出现可逆性灌注缺损;全部患者均未出现心肌缺血的临床表现;两组冠状动脉瘤缩小幅度相似,表明抗凝治疗依从性好,后期无明显出血事件发生。Suda 等[47]应用多中心回顾性分析了 83 例川崎病合并巨大冠状动脉瘤病例(华法林治疗＞3 个月),其中男性病例65 例,治疗终点为 INR 1.5～2.5,大部分患者初始为联合治疗(华法林＋ASA),平均随访6.0年±5.3年;有5例病例发生8次急性心梗事件;随访1年无心血管事件的概率为92.5%,随访10年无心血管事件的概率为91%;5例患者发生8次出血事件;提示联合治疗的安全性和疗效可。Manlhiot等[48]报道了1990—2007年38例川崎病病例全身抗凝治疗效果。其中,25例病例接受低相对分子质量肝素(LMWH)治疗(12例后来改为华法林),即LMWH组;13例病例接受华法林治疗,即华法林组。结果,两组冠状动脉血栓栓塞相似,大出血少见,但小出血多见,华法林组易抗凝过度或不足;随访冠状动脉积分,LMWH组下降,而华法林组无下降。Peng等[49]回顾性分析了144例川崎病合并冠状动脉瘤病例。其中,10例伴有血栓的均为巨大冠状动脉瘤患者,接受尿激酶、肝素静脉治疗和华法林口服治疗,未出现心梗并发症,治疗后血栓有消退。伴有血栓组和无血栓组间的临床和实验室指标无显著性差异,提示溶栓抗血小板抗凝治疗有效。

12.5　生物制剂

IVIG耐药川崎病被定义为在应用IVIG 48h后持续或再发热(体温＞38℃),伴CRP、白细胞计数和中性粒细胞比例高。Mori等[50]对应用IVIG治疗48h后仍无效的IVIG耐药川崎病病例(共20例)应用5mg/kg英夫利昔单抗。结果表明,英夫利昔单抗可缓解炎症,使炎症指标恢复正常,发病30d使冠状动脉恢复正常,有2例炎症未完全消退,接受血浆置换治疗;英夫利昔单抗对18例IVIG耐药川崎病病例治疗有效,未见不良反应(过敏、心衰、感染及结核等)。Burns等[51]报道了16例IVIG耐药川崎病病例(2g/kg IVIG治疗后发热时间＞48h)接受英夫利昔单抗治疗,CRP在治疗前均升高(除1例病例外),在治疗后均下降,13例热退,提示英夫利昔单抗有效。Sonoda等[52]报道了76例难治性川崎病患者(首剂IVIG耐药,再次应用IVIG仍耐药)接受英夫利昔单抗治疗的效果。其中,70例有效,6例无效后以PE治疗;12例发生冠状动脉病变,3例有冠状动脉瘤,随访冠状动脉损伤均消退或减轻。因此,英夫利昔单抗和PE是难治性川崎病的有效治疗组合。Hirono等[53]报道了14例IVIG耐药(即IVIG耐药组)和18例IVIG敏感性川崎病病例(即 IVIG 有反应组)。其中,耐药组有 11 例接受英夫利昔单抗治疗(8 例热退;4 例在 12d 后出现冠状动脉病变)。研究英夫利昔单抗治疗对细胞因子和促炎分子的影响,发现耐药组在接受英夫利昔单抗治疗后促炎因子水平明显下降,但损伤相关分子谱(DAMP)和血管生长因子无改变,提示英夫利昔单抗可抑制细胞因子诱导的炎症反应,但不能完全阻断局部血管炎;而在 IVIG 有反应组接受治疗后,所有因子水平均明显下降。两个医学中心回顾性分析了[54]2000－2008 年用英夫利昔单抗治疗 IVIG 耐药川崎病的情况。其中,再次应用 IVIG 组有 86 例,加用英夫利昔单抗组有 20 例。结果发现,英夫利昔单抗组热程短(8d vs. 10d),住院时间短(5.5d vs. 6.0d),而两组冠状动脉病变的发生率和不良反应事件的发生率无显著性差异。一项多中心随机前瞻性研究[55]评估了 IVIG 耐药川崎病接受再次 IVIG＋英夫利昔单抗(5mg/kg)的疗效(即英夫利昔单抗组),并以再次 IVIG 组为对照。该研究的第一个终点为药物安全、耐受和药代动力学,第二个终点为热程和炎症指标变化。英夫利昔单抗组 11/12 热退,IVIG 组 8/12 热退,两组实验室指标、心超和发热无显著性差异,表明英夫利昔单抗对 IVIG 耐药川崎病安全耐受性好。两个医学中心三期随机双盲安慰剂对照试验[56]评估了英夫利昔单抗(5mg/kg)＋IVIG 治疗川崎病的效果。将 196 例病例为分两组:英夫利昔单抗＋IVIG 组 98 例,IVIG＋安慰剂组 98 例。试验第一个终点为 IVIG 治疗后 36h～7d 发热(体温≥38℃),对照组有 1 例因低血压退出研究;英夫利昔单抗＋IVIG 组 IVIG 耐药与对照组无显著性差异(11.2% vs. 11.3%),治疗后热程较短(1d vs. 2d),2 周后 ESR 下降更明显,LAD Z 积分下降更明显,但在第 5 周与对照组无显著性差异,24h 后 CRP 和中性粒细胞水平下降更明显;右冠状动脉 Z 积分、年龄校正血色素、住院时间和其他炎症指标无显著性差异。这表明,英夫利昔单抗不降低 IVIG 耐药的发生率,但可减少副作用、缩短热程、降低炎症指标、降低 LAD-Z 积分。Choueiter 等[57]报道了 17 例川崎病病例。他们的发热时间<10d,年龄在 6 月龄～5 岁,均用 IVIG＋ASA,IVIG 后立即用 1 次依那西普,此后 1 周 2 次。结果,15 例患者完成疗程,无不良反应;所有患者热退,无 IVIG 耐药,冠状动脉病变的发生率无增加。这表明依那西普治疗安全有效,可进一步进行安慰剂对照试验。William 等[58]在犹他儿童医学中心于 2002 年报

道了阿昔单抗(血小板 gp Ⅱb/Ⅲa 受体抑制剂)在川崎病合并巨大冠状动脉瘤病例中的治疗效果,将 15 例川崎病合并巨大冠状动脉瘤的病例分 IVIG＋ASA 组和 IVIG＋ASA＋阿昔单抗组,前一组 9 位患者有 30 个冠状动脉瘤,后一组 6 位患者有 20 个冠状动脉瘤。经阿昔单抗治疗后,冠状动脉瘤缩小加快,早期随访 68％消退;而 IVIG＋ASA 组 35％消退。可见,阿昔单抗可促进冠状动脉瘤消退,改进血管重构。犹他儿童医学中心于 2010 年继续报道[59]了 1986－2007 年川崎病合并冠状动脉瘤(直径＞5mm 或 Z＞10 分)的病例,将其分为 IVIG 组(7 例)和 IVIG＋阿昔单抗组(11 例),计算急性期、发病 1 年、发病 3～5 年的 Z 积分。在诊断时,两组 Z 积分相似;第 1 年时也无显著性差异;第 3～5 年时,阿昔单抗组的积分有更明显的下降,表明阿昔单抗可改善川崎病合并冠状动脉病变的血管重构。

12.6　其他抗炎方案

Nakada[60]分析了抗炎药物 ASA 或氟苯布洛芬对川崎病的作用,回顾性分析了 182 例川崎病病例。其中,111 例在接受 IVIG 治疗后接受抗炎药物治疗,71 例同时接受 IVIG 和抗炎药物治疗,所用病例均未应用激素。回归分析表明,延迟应用抗炎药物、2g/(kg·d)IVIG 的方案可减少冠状动脉病变的发生,提示对川崎病患者不宜早期应用抗炎药物。Kanai 等[61]收集了 1998－2009 年对川崎病病例进行乌司他丁＋标准治疗(369 例病例)和标准治疗(1178 例病例)的资料,两组治疗前的临床指标无显著性差异。应用乌司他丁组结果显示,冠状动脉病变发生率低(3％ vs. 7％),OR 为 0.46;IVIG 耐药少见(13％ vs. 22％),OR 为0.52。由此可见,乌司他丁治疗可减少 IVIG 耐药和冠状动脉病变的发生。但 Iwashima 等[62]将经 Harada 评分预测为可能发生冠状动脉病变的川崎病病例纳入研究。其中,对 18 例病例应用乌司他丁[30000U/(kg·d)×3d](即乌司他丁组),对 9 例病例应用 IVIG(1g/kg)(即 IVIG 组)。IVIG 组无反应,则加用乌司他丁。IVIG 组体温和 CRP 下降。乌司他丁组(5/18)症状改善(入院时白细胞计数低,CRP 低)。这表明,乌司他丁不宜作为预防川崎病冠状动脉病变的首选。日本一项多中心研究[63]将难治性川崎病定义为再次 IVIG(2g/kg)治疗失败,仍持续发热或再

次发热(腋温＞37.5℃),并收集 8 家医院(2008 年 1 月－2010 年 6 月)共
329 例川崎病病例,其中 28 例符合难治性川崎病诊断标准,接受环孢素 A
(CsA)治疗,18 例在 3d 内热退,4 例在 5d 内热退,另有 6 例在 5d 内仍不退
热。在接受 CsA 治疗中,有 9 例出现高钾血症,但无心律失常;4 例患者进
展为冠状动脉病变(2 例在应用 CsA 前,2 例在应用 CsA 后)。结果表明,
将 CsA 用于治疗难治性川崎病是安全的,不良反应少。Tremoulet 等[64]报
道了 10 例难治性川崎病病例在接受钙神经素抑制剂(CsA 和他克莫司口
服)治疗后热退,炎症指标水平下降,活化 CD8(＋)和 CD4(＋)T 效应记忆
细胞水平下降,但未见调节 T 细胞(Treg)水平下降,提示 CsA 靶向特异性
作用于促炎 T 细胞。Lee 等[65]报道,17 例 IVIG 耐药川崎病患者接受甲氨
蝶呤(MTX)10mg/m^2 治疗(1 次/周)后,76％有冠状动脉病变,MTX 治疗
后体温下降、CRP 下降且无明显不良反应,这说明 MTX 可退热,降低炎症
指标。Hokosaki 等[66]报道了 125 例难治性川崎病病例(105 例再次 IVIG
治疗无效,20 例首剂 IVIG 治疗后无效并出现冠状动脉病变)接受血浆置
换治疗的效果。在发病 9 d 前用血浆置换的后遗症发生率为2.8％,在发
病 10d 后用血浆置换的后遗症发生率为 15％;进行血浆置换治疗后,
12/14冠状动脉扩张恢复正常中有 1 例进展为巨大冠状动脉瘤,而 2/6 巨
大冠状动脉瘤恢复正常;表明血浆置换治疗有效,且在冠状动脉病变出现
前实施效果更佳。

12.7　治疗机制

Yi 等[67]用 DNA 片段评估细胞凋亡比,用凝集素刺激外周血淋巴细胞
(PBL)试验评估淋巴细胞增殖反应,将川崎病组(26 例)和对照组(20 例)经
CD3 单抗刺激后提取 PBL 进行研究。川崎病组细胞凋亡比例(DNA 片段)
下降,IVIG 治疗后恢复,临床症状缓解,PBL 增殖反应缓解,表明 PBL 凋亡
减少参与川崎病发病,IVIG 可促进凋亡。Abe 等[68]提取了 IVIG 治疗前后
川崎病患者外周血单个核细胞(PBMC)进行研究,发现 IVIG 能抑制活化单
核细胞和巨噬细胞的基因表达,6 个基因(*FCGR1A*、*FCGR3A*、*CCR2*、
ADM、*S100A9* 和 *S100A12*)转录表达下调;IVIG 治疗后,单核细胞 *FCGR1*

和 *FCGR*3 表达下降,血浆 S100A8/A9 杂合体下降。治疗后,血浆 S100A8/S100A9 持续升高与冠状动脉病变相关,提示 IVIG 治疗与抑制单核细胞免疫活化基因 *FcγRs* 和 S100A8/S100A9 有关。在特发性血小板减少性紫癜(ITP)小鼠模型中研究 IVIG 的治疗机制,发现 IVIG 治疗与提高脾巨噬细胞抑制型 Fc 受体(FcγRⅡB,即 CD32B)相关。Ichiyama 等[69]用流式细胞仪测定 13 例急性川崎病病例的外周血 CD14+单核/巨噬细胞 FcγRⅡB 表达,发现其在 IVIG 治疗前升高,在 IVIG 治疗后降至正常水平。结果表明,与治疗 ITP 机制不同,IVIG 未促进外周血 CD14+单核/巨噬细胞 FcγRⅡB 表达。Tsujimoto 等[70]报道了川崎病患者经 IVIG 治疗后中性粒细胞水平下降,中性粒细胞凋亡比例升高,凋亡数量与 IVIG 治疗前后中性粒细胞的减少呈正相关,表明 IVIG 加速川崎病外周血中性粒细胞凋亡,与治疗效果相关。Burns 等[71]将川崎病患者分为 IVIG 治疗组(7 例)和 IVIG+英夫利昔单抗治疗组(7 例),比较两组治疗前、亚急性期、恢复期外周血髓源树突状细胞、Treg 和记忆 T 细胞(Tmem),发现英夫利昔单抗对髓源树突状细胞的耐受性无影响,对 Treg 和 Tmem 发育无影响。Guiducci 等[72]在 30 例川崎病病例(即川崎病组)和 20 例对照者(即对照组)中,用血小板、内皮细胞、单核细胞、T 细胞、B 细胞和中性粒细胞单抗在荧光活化细胞分选系统(FACS)中检测微粒子(MPs)。结果发现,川崎病组总 MPs 升高,经 IVIG 治疗后下降。MPs 的主要来源是内皮细胞和 T 细胞,其次是血小板。MPs 参与内皮损伤和细胞活化。IVIG 的治疗作用为抑制血小板、内皮细胞、T 细胞和 B 细胞产生 MPs。Xu 等[73]报道了川崎病患者经 IVIG+ASA 治疗后,TNFα 和 hsCRP 水平下降,伴有循环内皮祖细胞(EPC)增殖、黏附和迁移功能改善,提示 IVIG+ASA 改善循环 EPC 功能与炎症因子下调有关。在 IVIG 治疗中,α2,6-唾液酸(α2,6-Sia)可抑制炎症。在炎症反应亢进时,内源性 β-半乳糖苷 α2,6-唾液酸转移酶 1 升高,可水解 α2,6-Sia 为 N-聚糖类(N-glycans)。Ogata[74]等收集了 10 例 IVIG 耐药川崎病病例(即 IVIG 耐药组)和 10 例 IVIG 敏感川崎病病例(即 IVIG 敏感组)。结果发现,IVIG 耐药组在治疗前及治疗后 1 年,体内 IgG 的 α2,6-Sia 含量和 β-半乳糖苷 α2,6-Sia 转移酶1 mRNA 和蛋白均显著下降,提示这两个指标与遗传有关(IVIG 治疗后 1 年仍下降),可用于预测 IVIG 耐药。Zaitsu 等[75]报道了在川崎病急性期,中性粒细胞(PMNL)增多,且其表达前列腺素 H_2 合成酶(PHS-2)增加,血栓素 A_2(TXA2)合成酶活性增加,乌司他丁可抑制 PHS-2 上调,抑制花生四烯酸盐 PHS 代谢,可治疗川崎病。Kaneko 等[76]研究表明,川崎病患者氧化应激指标 d-ROMs/BAP 比(活性氧代谢产物/生物抗氧化电位)升高,经 IVIG 治疗后显著下降(12 例热退病例均下降,1 例热不退病例上升),提示氧化应激参与川崎病发病,IVIG 提高 BAP,缓解氧化应激损伤。Mortazavi 等[77]收集了 31 例川崎病患者急性期(IVIG 治疗前)、亚急性期和恢复期外周血单个核细胞(PBMC),用 PCR 分析 Toll 样受体(TLR2、3、9)、下游效应分子髓样分化因子 88(MyD88)和 TIR 结构域接头分子(TRIF)转录子表达。结果发现,在 IVIG 治疗前,TLR2、MyD88 和 TRIF 水平较正常对照升高;在经 IVIG 治疗后,TLR2、TLR3、TLR9、MyD88 和 TRIF 水平均下降。这提示,TLR 信号通路参与川崎病发病,IVIG 的作用机制与 TLR 通路下调、炎症缓解相关。Rasouli 等[78]在 21 例川崎病病例中应用流式细胞仪和 ELISA 测定 Th17 及其相关细胞因子。发现川崎病病例的 Th17、IL-17、IL-22 和 IL-23 水平较对照明显升高;经 IVIG＋ASA 治疗 1 周和 8 周后,这4 个指标较治疗前显著降低,提示 Th17 参与川崎病发病。Sakurai 等[79]报道了川崎病患者凝血酶原时间(PT)和活化部分凝血活酶时间(APTT)延长,纤维蛋白降解产物(FDP)、D-二聚体升高、纤维蛋白原、铁蛋白、血清淀粉样物质 A、前降钙素和尿 β_2 微球蛋白水平升高,经 IVIG 治疗后恢复;但是内皮损伤标记物凝血因子Ⅷ活性(FⅧ:C)和血管性血友病因子抗原(VWF:Ag)持续升高,经 IVIG 治疗无缓解,提示 IVIG 可缓解炎症和高凝,但也表明对内皮损伤仍要采取更有效的措施。

12.8　远期并发症治疗

他汀类药物可减轻川崎病合并冠状动脉瘤患者急性期后炎症,并改善血管重构。Niedra 等[80]报道了阿伐他汀(Atorvastatin)的治疗效果。20 例川崎病合并冠状动脉病变患者(平均年龄为 9.3 岁,平均研究时间为发病后2.3 年),接受阿伐他汀 5～10mg/d 治疗(平均 2.5 年),有 1 例不良反应为关节痛,治疗后总胆固醇和低密度脂蛋白(LDL)水平下降,提示阿伐他汀用于

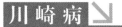
治疗川崎病是安全的,但要密切监测。目前,研究已证明肝素(50U/kg 静注)可升高血清肝细胞生长因子(HGF)水平。Suda 等[81]报道了 1 例 16 月龄川崎病后出现缺血性心肌病,接受 100U/kg 肝素治疗,静注 2 次/日(持续 1 个月),以后改为 1 周 1 次(持续 2 个月)。心肌闪烁成像(Myocardial scintigraphy)结果提示心肌灌注改善,表明肝素可能促进 HGF 生成,改善缺血症状。Tateno 等[82]报道了 7 例川崎病(6～19 岁)出现冠状动脉阻塞和心肌缺血的病例,一天两次体力锻炼＋肝素治疗后未再出现心梗、室速和心绞痛,也无出血并发症;负荷 SPECT 证实,与对照组相比,侧支依赖的心肌血供改善,表明这是安全的、非侵入性的血管再生方案,可用于治疗冠状动脉阻塞。2000 年,Akagi 等[83]报道了 57 例合并冠状动脉狭窄经过 58 次心导管干预的有川崎病病史的患者,干预时的平均年龄为 12.1 岁。其中,实施经皮冠状动脉腔内血管成形术(PTCA)的病例有 34 例,经皮经腔冠状动脉旋切术(PTCRA)13 例,定向冠状动脉斑块旋切术(DCA)4 例,冠状动脉内支架植入 7 例。Yoshikawa 等[84]分析了 100 例川崎病后冠状动脉狭窄行冠状动脉搭桥(CABG)手术治疗的病例,平均随访 6.7 年,1 例猝死,15 例体力受限。2010－2011 年调查问卷心脏事件(死亡、急性心梗、CABG、经皮冠状动脉导管干预、晕厥和室速),Tsuda 等[85]对川崎病合并巨大冠状动脉瘤 20 年以上患者的预后进行了研究,分析生存率和无心脏事件率。研究共纳入 245 例患者,其中,男性 187 例,女性 58 例;双侧巨大冠状动脉瘤 141 例,单侧巨大冠状动脉瘤 104 例;发病到手术的时间为 0.2～51 年;死亡、心梗、冠状动脉搭桥的发生率分别为 6％、23％、37％;川崎病发病 30 年后,仅 36％无心脏事件发生,存活率为 90％(其中,双侧巨大冠状动脉瘤患者的存活率为 87％,单侧巨大冠状动脉瘤患者的存活率为 96％,急性心肌梗死患者的存活率为 49％);川崎病发病后接受 CABG 的 25 年存活率为 92％。单、双侧巨大冠状动脉瘤预后不一致,CABG 是较有效的治疗方法。Kitamura 等[86]报道,114 例有川崎病病史的患者在 1～19 岁接受 CABG 手术,平均随访 19 年、20 年和 25 年的生存率均为 95％,20 年和 25 年无心脏事件发生率分别为 67％和 60％,所有随访者日常活动正常,77％仍接受药物治疗。Yamauchi 等[87]将川崎病急性发作 12 年内行 CABG 干预的 21 例有川崎病病史的患者纳入研究,患者急性发作的平均年龄为 2.7 岁,平均在发病后 8.1 年行 CABG 手术,急性发作到 CABG 的时间是心室功能恶化的指标。将研究病例分为早期干预组(平均 3.7 年)和后期干预组(平均 13.9 年),比较两组术后左室功能恶化[1/12(8.3%) vs. 6/9(66.7%)],无心脏事件发生率及持续时间(100% vs. 66.7%;5.5 年±1.1 年 vs. 4.7 年±1.1 年),结果提示早期 CABG 干预效果较好。Muta 等[88]比较了川崎病合并冠状动脉狭窄经皮冠状动脉介入(PCI)67 例(即 PCI 组)和 CABG 81 例(即 CABG 组)的治疗效果,两组死亡或心梗的发生率相当,PCI 组冠状动脉再狭窄再次血运重建比例比 CABG 组高2.23倍,而对 12 岁以上儿童,CABG 改善缺血症状的效果较好。Miyazaki 等[89]报道,5 例川崎病合并冠状动脉病变病例在 CABG 术后出现 6 个吻合口狭窄,用 PTCA 治疗有效。Tsuda 等[90]报道,经皮腔内冠状动脉旋磨术(PTCRA)治疗 6 例川崎病合并冠状动脉狭窄的效果可;但随访 1 年,4 例出现再狭窄,其中 1 例再狭窄患者用更大的旋磨器治疗效果好。可见,PTCRA 对钙化严重狭窄的即刻效果好,但可出再狭窄,应密切随访,可再次行 PTCRA。

参考文献

[1] Harada K. Intravenous γ-globulin treatment in Kawasaki disease [J]. Acta Paediatr Jpn, 1991, 33(6): 805-810.

[2] Newburger JW, Takahashi M, Gerber MA, et al. Diagnosis, treatment, and long-term management of Kawasaki disease: a statement for health professionals from the Committee on Rheumatic Fever, Endocarditis and Kawasaki Disease, Council on Cardiovascular Disease in the Young, American Heart Association [J]. Circulation, 2004, 110(17): 2747-2771.

[3] Son MB, Gauvreau K, Ma L, et al. Treatment of Kawasaki disease: analysis of 27 US pediatric hospitals from 2001 to 2006 [J]. Pediatrics, 2009, 124(1): 1-8.

[4] Muta H, Ishii M, Iemura M, et al. Effect of revision of Japanese diagnostic criterion for fever in Kawasaki disease on treatment and car-

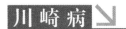

diovascular outcome [J]. Circ J, 2007, 71(11): 1791-1793.

[5]Uehara R, Yashiro M, Oki I, et al. Re-treatment regimens for acute stage of Kawasaki disease patients who failed to respond to initial intravenous immunoglobulin therapy: analysis from the 17th nationwide survey [J]. Pediatr Int, 2007, 49(4): 427-430.

[6]Qin L, Saumu MT, Wang H, et al. Reevaluation of the efficacy of intravenous gammaglobulin in the prevention and treatment of coronary artery lesion in Kawasaki disease [J]. J Huazhong Univ Sci Technol Med Sci, 2005, 25(3): 348-350, 370.

[7]Lin YT, Manlhiot C, Ching JC, et al. Repeated systematic surveillance of Kawasaki disease in Ontario from 1995 to 2006 [J]. Pediatr Int, 2010, 52(5): 699-706.

[8]Miura M, Katada Y, Ishihara J. Time interval of measles vaccination in patients with Kawasaki disease treated with additional intravenous immune globulin [J]. Eur J Pediatr, 2004, 163(1): 25-29.

[9]Sakata K, Hamaoka K, Ozawa S, et al. A randomized prospective study on the use of 2g-IVIG or 1g-IVIG as therapy for Kawasaki disease [J]. Eur J Pediatr, 2007, 166(6): 565-571.

[10]Khowsathit P, Hong-Hgam C, Khositseth A, et al. Treatment of Kawasaki disease with a moderate dose (1g/kg) of intravenous immunoglobulin [J]. J Med Assoc Thai, 2002, 85 (Suppl 4): S1121-S1126.

[11]Fong NC, Hui YW, Li CK, et al. Evaluation of the efficacy of treatment of Kawasaki disease before day 5 of illness [J]. Pediatr Cardiol, 2004, 25(1): 31-34.

[12]Tse SM, Silverman ED, McCrindle BW, et al. Early treatment with intravenous immunoglobulin in patients with Kawasaki disease [J]. J Pediatr, 2002, 140(4): 450-455.

[13]Muta H, Ishii M, Yashiro M, et al. Late intravenous immunoglobulin treatment in patients with Kawasaki disease [J]. Pediatrics, 2012,

129(2)：e291-e297.

[14]Iwashima S，Kimura M，Ishikawa T，et al. Importance of C-reactive protein level in predicting non-response to additional intravenous immunoglobulin treatment in children with Kawasaki disease：a retrospective study [J]. Clin Drug Investig，2011，31(3)：191-199.

[15]Tsai MH，Huang YC，Yen MH，et al. Clinical responses of patients with Kawasaki disease to different brands of intravenous immunoglobulin [J]. J Pediatr，2006，148(1)：38-43.

[16]Kaneko K，Hirabayashi M，Tateiwa A，et al. Immunoglobulin preparations affect hyponatremia in Kawasaki disease [J]. Eur J Pediatr，2010，169(8)：957-960.

[17]Manlhiot C，Yeung RS，Chahal N，et al. Intravenous immunoglobulin preparation type：association with outcomes for patients with acute Kawasaki disease [J]. Pediatr Allergy Immunol，2010，21(3)：515-521.

[18]Lin MC，Fu YC，Jan SL，et al. Comparative effectiveness of intravenous immunoglobulin for children with Kawasaki disease：a nationwide cohort study [J]. PLoS One，2013，8(5)：e63399.

[19]Sangtawesin C，Kirawitaya T，Layangkool T，et al. Treatment of Kawasaki disease using locally product intravenous immunoglobulin [J]. J Med Assoc Thai，2003，86 (Suppl 3)：S656-S660.

[20]Nishikawa M，Ichiyama T，Hasegawa M，et al. Safety from thromboembolism using intravenous immunoglobulin therapy in Kawasaki disease：study of whole-blood viscosity [J]. Pediatr Int，2003，45(2)：156-158.

[21]Baba R，Shibata A，Tsurusawa M. Single high-dose intravenous immunoglobulin therapy for kawasaki disease increases plasma viscosity [J]. Circ J，2005，69(8)：962-964.

[22]Zhu BH，Lv HT，Sun L，et al. A meta-analysis on the effect of corticosteroid therapy in Kawasaki disease [J]. Eur J Pediatr，2012，

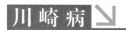

171(3): 571-578.

[23] Takeshita S, Kawamura Y, Nakatani K, et al. Standard-dose and short-term corticosteroid therapy in immunoglobulin-resistant Kawasaki disease [J]. Clin Pediatr (Phila), 2005, 44(5): 423-426.

[24] Ogata S, Bando Y, Kimura S, et al. The strategy of immune globulin resistant Kawasaki disease: a comparative study of additional immune globulin and steroid pulse therapy [J]. J Cardiol, 2009, 53(1): 15-19.

[25] Hashino K, Ishii M, Iemura M, et al. Re-treatment for immune globulin-resistant Kawasaki disease: a comparative study of additional immune globulin and steroid pulse therapy [J]. Pediatr Int, 2001, 43(3): 211-217.

[26] Okada K, Hara J, Maki I, et al. Pulse methylprednisolone with gammaglobulin as an initial treatment for acute Kawasaki disease [J]. Eur J Pediatr, 2009, 168(2): 181-185.

[27] Lang BA, Yeung RS, Oen KG, et al. Corticosteroid treatment of refractory Kawasaki disease [J]. J Rheumatol, 2006, 33(4): 803-809.

[28] Adachi S, Sakaguchi H, Kuwahara T, et al. High regression rate of coronary aneurysms developed in patients with immune globulin-resistant Kawasaki disease treated with steroid pulse therapy [J]. Tohoku J Exp Med, 2010, 220(4): 285-290.

[29] Kobayashi T, Saji T, Otani T, et al. Efficacy of immunoglobulin plus prednisolone for prevention of coronary artery abnormalities in severe Kawasaki disease (RAISE study): a randomised, open-label, blinded-endpoints trial [J]. Lancet, 2012, 379(9826): 1613-1620.

[30] Kobayashi T, Kobayashi T, Morikawa A, et al. Efficacy of intravenous immunoglobulin combined with prednisolone following resistance to initial intravenous immunoglobulin treatment of acute Kawasaki disease [J]. J Pediatr, 2013, 163(2): 521-526.

[31] Wooditch AC, Aronoff SC. Effect of initial corticosteroid therapy on

coronary artery aneurysm formation in Kawasaki disease: a meta-analysis of 862 children [J]. Pediatrics, 2005, 116(4): 989-995.

[32]Zasada M, Poplawska K, Mazurek P, et al. Coronary artery abnormalities in Kawasaki disease [J]. Folia Med Cracov, 2013, 53(1): 13-21.

[33]Ogata S, Ogihara Y, Honda T, et al. Corticosteroid pulse combination therapy for refractory Kawasaki disease: a randomized trial [J]. Pediatrics, 2012, 129(1): e17-e23.

[34]Sundel RP, Baker AL, Fulton DR, et al. Corticosteroids in the initial treatment of Kawasaki disease: report of a randomized trial [J]. J Pediatr, 2003, 142(6): 611-616.

[35]Inoue Y, Okada Y, Shinohara M, et al. A multicenter prospective randomized trial of corticosteroids in primary therapy for Kawasaki disease: clinical course and coronary artery outcome [J]. J Pediatr, 2006, 149(3): 336-341.

[36]Millar K, Manlhiot C, Yeung RS, et al. Corticosteroid administration for patients with coronary artery aneurysms after Kawasaki disease may be associated with impaired regression [J]. Int J Cardiol, 2012, 154(1): 9-13.

[37]Jibiki T, Terai M, Kurosaki T, et al. Efficacy of intravenous immune globulin therapy combined with dexamethasone for the initial treatment of acute Kawasaki disease [J]. Eur J Pediatr, 2004, 163(4-5): 229-233.

[38]Teraguchi M, Ogino H, Yoshimura K, et al. Steroid pulse therapy for children with intravenous immunoglobulin therapy-resistant Kawasaki disease: a prospective study [J]. Pediatr Cardiol, 2013, 34(4): 959-963.

[39]Furukawa T, Kishiro M, Akimoto K, et al. Effects of steroid pulse therapy on immunoglobulin-resistant Kawasaki disease [J]. Arch Dis Child, 2008, 93(2): 142-146.

[40]Jibiki T, Kato I, Shiohama T, et al. Intravenous immune globulin

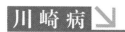
plus corticosteroids in refractory Kawasaki disease [J]. Pediatr Int, 2011, 53(5): 729-735.

[41]Newburger JW, Sleeper LA, McCrindle BW, et al. Randomized trial of pulsed corticosteroid therapy for primary treatment of Kawasaki disease [J]. N Engl J Med, 2007, 356(7): 663-675.

[42]Hsieh KS, Weng KP, Lin CC, et al. Treatment of acute Kawasaki disease: aspirin's role in the febrile stage revisited [J]. Pediatrics, 2004, 114(6): e689-e693.

[43]Saulsbury FT. Comparison of high-dose and low-dose aspirin plus intravenous immunoglobulin in the treatment of Kawasaki syndrome [J]. Clin Pediatr (Phila), 2002, 41(8): 597-601.

[44]Onouchi Z, Hamaoka K, Sakata K, et al. Long-term changes in coronary artery aneurysms in patients with Kawasaki disease: comparison of therapeutic regimens [J]. Circ J, 2005, 69(3): 265-272.

[45]Sugahara Y, Ishii M, Muta H, et al. Warfarin therapy for giant aneurysm prevents myocardial infarction in Kawasaki disease [J]. Pediatr Cardiol, 2008, 29(2): 398-401.

[46]Levy DM, Silverman ED, Massicotte MP, et al. Longterm outcomes in patients with giant aneurysms secondary to Kawasaki disease [J]. J Rheumatol, 2005, 32(5): 928-934.

[47]Suda K, Kudo Y, Higaki T, et al. Multicenter and retrospective case study of warfarin and aspirin combination therapy in patients with giant coronary aneurysms caused by Kawasaki disease [J]. Circ J, 2009, 73(7): 1319-1323.

[48]Manlhiot C, Brandao LR, Somji Z, et al. Long-term anticoagulation in Kawasaki disease: initial use of low molecular weight heparin is a viable option for patients with severe coronary artery abnormalities [J]. Pediatr Cardiol, 2010, 31(6): 834-842.

[49]Peng H, Wu Z, Liu Y, et al. Low-dose antithrombotic treatment in coronary thrombosis of Kawasaki disease [J]. Pediatr Cardiol, 2015,

36(3)：503-508.

[50]Mori M，Imagawa T，Hara R，et al. Efficacy and limitation of infliximab treatment for children with Kawasaki disease intractable to intravenous immunoglobulin therapy：report of an open-label case series [J]. J Rheumatol，2012，39(4)：864-867.

[51]Burns JC，Mason WH，Hauger SB，et al. Infliximab treatment for refractory Kawasaki syndrome [J]. J Pediatr，2005，146(5)：662-667.

[52]Sonoda K，Mori M，Hokosaki T，et al. Infliximab plus plasma exchange rescue therapy in Kawasaki disease [J]. J Pediatr，2014，164(5)：1128-1132.

[53]Hirono K，Kemmotsu Y，Wittkowski H，et al. Infliximab reduces the cytokine-mediated inflammation but does not suppress cellular infiltration of the vessel wall in refractory Kawasaki disease [J]. Pediatr Res，2009，65(6)：696-701.

[54]Son MB，Gauvreau K，Burns JC，et al. Infliximab for intravenous immunoglobulin resistance in Kawasaki disease：a retrospective study [J]. J Pediatr，2011，158(4)：644-649.

[55]Burns JC，Best BM，Mejias A，et al. Infliximab treatment of intravenous immunoglobulin-resistant Kawasaki disease [J]. J Pediatr，2008，153(6)：833-838.

[56]Tremoulet AH，Jain S，Jaggi P，et al. Infliximab for intensification of primary therapy for Kawasaki disease：a phase 3 randomised，double-blind，placebo-controlled trial [J]. Lancet，2014，383(9930)：1731-1738.

[57]Choueiter NF，Olson AK，Shen DD，et al. Prospective open-label trial of etanercept as adjunctive therapy for kawasaki disease [J]. J Pediatr，2010，157(6)：960-966.

[58]Williams RV，Wilke VM，Tani LY，et al. Does abciximab enhance regression of coronary aneurysms resulting from Kawasaki disease [J]. Pediatrics，2002，109(1)：E4.

[59]McCandless RT，Minich LL，Tani LY，et al. Does abciximab promote

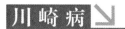

coronary artery remodeling in patients with Kawasaki disease [J]. Am J Cardiol, 2010, 105(11): 1625-1628.

[60]Nakada T. Effects of anti-inflammatory drugs on intravenous immunoglobulin therapy in the acute phase of Kawasaki disease [J]. Pediatr Cardiol, 2015, 36(2): 335-339.

[61]Kanai T, Ishiwata T, Kobayashi T, et al. Ulinastatin, a urinary trypsin inhibitor, for the initial treatment of patients with Kawasaki disease: a retrospective study [J]. Circulation, 2011, 124(25): 2822-2828.

[62]Iwashima S, Seguchi M, Matubayashi T, et al. Ulinastatin therapy in Kawasaki disease [J]. Clin Drug Investig, 2007, 27(10): 691-696.

[63]Suzuki H, Terai M, Hamada H, et al. Cyclosporin A treatment for Kawasaki disease refractory to initial and additional intravenous immunoglobulin [J]. Pediatr Infect Dis J, 2011, 30(10): 871-876.

[64]Tremoulet AH, Pancoast P, Franco A, et al. Calcineurin inhibitor treatment of intravenous immunoglobulin-resistant Kawasaki disease [J]. J Pediatr, 2012, 161(3): 506-512.

[65]Lee TJ, Kim KH, Chun JK, et al. Low-dose methotrexate therapy for intravenous immunoglobulin-resistant Kawasaki disease [J]. Yonsei Med J, 2008, 49(5): 714-718.

[66]Hokosaki T, Mori M, Nishizawa T, et al. Long-term efficacy of plasma exchange treatment for refractory Kawasaki disease [J]. Pediatr Int, 2012, 54(1): 99-103.

[67]Yi QJ, Li CR, Yang XQ. Effect of intravenous immunoglobulin on inhibiting peripheral blood lymphocyte apoptosis in acute Kawasaki disease [J]. Acta Paediatr, 2001, 90(6): 623-627.

[68]Abe J, Jibiki T, Noma S, et al. Gene expression profiling of the effect of high-dose intravenous Ig in patients with Kawasaki disease [J]. J Immunol, 2005, 174(9): 5837-5845.

[69]Ichiyama T, Ueno Y, Hasegawa M, et al. Intravenous immunoglobulin does not increase FcgammaRIIB expression on monocytes/macro-

phages during acute Kawasaki disease [J]. Rheumatology (Oxford), 2005, 44(3): 314-317.

[70]Tsujimoto H, Takeshita S, Nakatani K, et al. Intravenous immuno-globulin therapy induces neutrophil apoptosis in Kawasaki disease [J]. Clin Immunol, 2002, 103(2): 161-168.

[71]Burns JC, Song Y, Bujold M, et al. Immune-monitoring in Kawasaki disease patients treated with infliximab and intravenous immunoglobu-lin [J]. Clin Exp Immunol, 2013, 174(3): 337-344.

[72]Guiducci S, Ricci L, Romano E, et al. Microparticles and Kawasaki disease: a marker of vascular damage [J]. Clin Exp Rheumatol, 2011, 29(1 Suppl 64): S121-S125.

[73]Xu MG, Men LN, Zu Y, et al. The functions of endothelial progeni-tor cells were significantly improved after treatment with intravenous immunoglobulin and aspirin in children with Kawasaki disease [J]. Pediatr Cardiol, 2011, 32(4): 455-460.

[74]Ogata S, Shimizu C, Franco A, et al. Treatment response in Kawasaki disease is associated with sialylation levels of endogenous but not therapeutic intravenous immunoglobulin G [J]. PLoS ONE, 2013, 8(12): e81448.

[75]Zaitsu M, Hamasaki Y, Tashiro K, et al. Ulinastatin, an elastase in-hibitor, inhibits the increased mRNA expression of prostaglandin H_2 synthase-type 2 in Kawasaki disease [J]. J Infect Dis, 2000, 181(3): 1101-1109.

[76]Kaneko K, Takahashi M, Yoshimura K, et al. Intravenous immuno-globulin counteracts oxidative stress in Kawasaki disease [J]. Pediatr Cardiol, 2012, 33(7): 1086-1088.

[77]Mortazavi SH, Amin R, Alyasin S, et al. Down-regulation of TLR2, 3, 9 and signaling mediators, MyD88 and TRIF, gene transcript levels in patients with Kawasaki disease treated with IVIG [J]. Iran J Aller-gy Asthma Immunol, 2015, 14(2): 188-197.

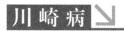
[78]Rasouli M, Heidari B, Kalani M. Downregulation of Th17 cells and the related cytokines with treatment in Kawasaki disease [J]. Immunol Lett, 2014, 162(1 Pt A): 269-275.

[79]Sakurai Y, Takatsuka H, Onaka M, et al. Persistent endothelial damage after intravenous immunoglobulin therapy in Kawasaki disease [J]. Int Arch Allergy Immunol, 2014, 165(2): 111-118.

[80]Niedra E, Chahal N, Manlhiot C, et al. Atorvastatin safety in Kawasaki disease patients with coronary artery aneurysms [J]. Pediatr Cardiol, 2014, 35(1): 89-92.

[81]Suda K, Mastumoto M, Miyanishi S. Intermittent heparin infusion in children with ischemic heart disease caused by Kawasaki disease [J]. Int J Cardiol, 2009, 133(3): 417-419.

[82]Tateno S, Terai M, Niwa K, et al. Alleviation of myocardial ischemia after Kawasaki disease by heparin and exercise therapy [J]. Circulation, 2001, 103(21): 2591-2597.

[83]Akagi T, Ogawa S, Ino T, et al. Catheter interventional treatment in Kawasaki disease: a report from the Japanese Pediatric Interventional Cardiology Investigation Group [J]. J Pediatr, 2000, 137(2): 181-186.

[84]Yoshikawa Y, Yagihara T, Kameda Y, et al. Result of surgical treatments in patients with coronary-arterial obstructive disease after Kawasaki disease [J]. Eur J Cardiothorac Surg, 2000, 17(5): 515-519.

[85]Tsuda E, Hamaoka K, Suzuki H, et al. A survey of the 3-decade outcome for patients with giant aneurysms caused by Kawasaki disease [J]. Am Heart J, 2014, 167(2): 249-258.

[86]Kitamura S, Tsuda E, Kobayashi J, et al. Twenty-five-year outcome of pediatric coronary artery bypass surgery for Kawasaki disease [J]. Circulation, 2009, 120(1): 60-68.

[87]Yamauchi H, Ochi M, Fujii M, et al. Optimal time of surgical treatment for Kawasaki coronary artery disease [J]. J Nippon Med Sch, 2004, 71(4): 279-286.

［88］Muta H，Ishii M. Percutaneous coronary intervention versus coronary artery bypass grafting for stenotic lesions after Kawasaki disease ［J］. J Pediatr，2010，157(1)：120-126.

［89］Miyazaki A，Tsuda E，Miyazaki S，et al. Percutaneous transluminal coronary angioplasty for anastomotic stenosis after coronary arterial bypass grafting in Kawasaki disease ［J］. Cardiol Young，2003，13 (3)：284-289.

［90］Tsuda E，Miyazaki S，Yamada O，et al. Percutaneous transluminal coronary rotational atherectomy for localized stenosis caused by Kawasaki disease ［J］. Pediatr Cardiol，2006，27(4)：447-453.

缩略词列表

（以英文缩写字母顺序排序）

英文缩写	中文名	英文全称
ACEI	血管紧张素转换酶抑制剂	Angiotensin converting enzyme inhibitor
ACS	急性冠状动脉综合征	Acute coronary syndrome
AECA	抗内皮细胞抗体	Anti-endotheliocyte antibody
ALB	白蛋白	Albumin
ALT	丙氨酸转氨酶	Alanine transaminase
AO	主动脉	Aorta
apoB	载脂蛋白 B	Apolipoprotein B
APV	平均峰值流速	Average peak velocity
APTT	活化部分凝血活酶时间	Activated partial thromboplastin time
ASA	阿司匹林	Aspirin
AST	天门冬氨酸转氨酶	Aspartic transaminase
BAP	生物抗氧化力	Biological antioxidant potential
BAR	肱动脉反应性	Brachial artery reactivity
baPWV	肱踝动脉脉搏波速	Brachial ankle pulse wave velocity
BCG	卡介苗	Bacille calmette-guerin
BMI	体重指数	Body mass index
BSA	体表面积	Body surface area
CAA	冠状动脉瘤	Coronary artery aneurysm
CABG	冠状动脉搭桥	Coronary artery bypass graft
CAD	冠状动脉扩张	Coronary artery dilation
CAF	冠状动脉瘘	Coronary artery fistula
CAG	冠状动脉血管造影	Coronary angiography
CAL	冠状动脉病变	Coronary artery lesion

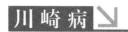

英文缩写	中文名	英文全称
CAWS	白色念珠菌水溶物	Candida albicans water soluble fraction
CEACAM1	癌胚抗原相关细胞黏附分子1	Carcinoembryonic antigen associated cell adhesion molecule 1
CECs	循环内皮细胞	Circulating endothelial cells
CFR	冠状动脉血流储备	Coronary flow reserve
CIMT	颈动脉中层内膜	Caroid intima-mediathickness
CMI	细胞内分枝杆菌粗提物	Crude extract from Mycobacterium intracellulare
CMV	巨细胞病毒	Cytomegalo virus
CRP	C反应蛋白	C-reactive protein
CsA	环孢素A	Cyclosporin A
CTCA	CT冠脉造影	CT coronary angiography
CTLA-4	细胞毒性T淋巴细胞相关抗原4	Cytotoxic T lymphocyte-associated antigen 4
cTnI	肌钙蛋白	Troponin
DAMP	损伤相关分子谱	Damage-associated molecular spectrum
DBP	舒张压	Diastolic blood pressure
DCA	定向冠状动脉斑块旋切术	Direct coronary resection
EBCT	电子束CT	Electron beam CT
EBNA	EB病毒核抗原	Epstein-barr virus nuclear antigen
EBV	EB病毒	Epstein-barr virus
EB-VCA	EB病毒衣壳抗原	Epstein-burr virus capsid antigen
ECG	心电图	Electrocardiograph
EMP	内皮细胞微粒	Endothelial microparticle
EOS	嗜酸粒细胞	Eosinophils
EPC	内皮祖细胞	Endothelial progenitor cell
ES	内皮抑素	Endostatin
ESR	红细胞沉降率	Erythrocyte sedimentation rate
FACS	荧光活化细胞分选系统	Fluorescence activated cell sorting system
FDP	纤维蛋白降解产物	Fibrin degradation product
FFR	血流储备分数	Fractional flow reserve

英文缩写	中文名	英文全称
FGF	成纤维细胞生长因子	Fibroblast growth factor
FMD	血流介导的血管扩张反应	Flow mediated vasodilation
FSTL-1	卵泡抑素样蛋白1	Follicle-like protein 1
GCA	冠状动脉巨大瘤	Giant coronary aneurysm
G-CSF	粒细胞集落刺激因子	Granulocyte colony stimulating factor
GGT	γ谷氨酰转肽酶	Gamma-glutamyl transpeptidase
HAdV	人腺病毒	Human adenovirus
HbA1c	糖化血红蛋白	Glycosylated hemoglobin
HBoV	人类博卡病毒	Human bocavirus
HCAEC	人冠状动脉内皮细胞	Human coronary artery endothelial cell
HCoV	人冠状病毒	Human coronavirus
HDL	高密度脂蛋白	High density lipoprotein
HF	高频功率	High-frequency power
HGF	肝细胞生长因子	Hepatocyte growth factor
HLH	嗜血细胞综合征	Hemophagocytic lymphohistiocytosis
HMGB1	高迁移率族蛋白1	High speed mobility group box 1
HRQOL	健康相关生活质量	Health-related quality of life
HRV	心率变异性	Heart rate variability
hs-CRP	超敏C反应蛋白	High sensitive C reaction protein
HSP	热休克蛋白	Heat shock protein
HSV	单纯疱疹病毒	Herpes simplex virus
HUVEC	人脐静脉内皮细胞	Human umbilical vein endothelial cell
HZV	带状疱疹病毒	Herpes zoster virus
IB	背向散射	Integrated backscatter
ICI	包涵体	Inclusion
IFN	干扰素	Interferon
IMT	中内膜厚度	Intima-media thickness
ITP	特发性血小板减少性紫癜	Idiopathic thrombocytopenic purpura
IVIG	静脉注射丙种球蛋白	Intravenous immunoglobulin
IVMP	静脉用甲泼尼龙	Intravenous methylprednisolone
KD	川崎病	Kawasaki disease

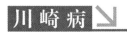
英文缩写	中文名	英文全称
LAD	左冠状动脉前降支	Left anterior descending
LCWE	干酪乳杆菌细胞壁提取物	Lactobacillus casei cell wall extract
LDL	低密度脂蛋白	Low density lipoprotein
LF	低频功率	Low-frequency power
LMWH	低分子量肝素	Low molecular weight heparin
LPS	脂多糖	Lipopolysaccharides
LVDD	左室舒张末期内径	Left ventricular diastolic diameter
LVEF	左室射血分数	Left ventricular ejection fraction
MACEs	主要心脏不良事件	Major adverse cardiovascular events
MAS	巨噬细胞活化综合征	Macrophage activation syndrome
MBL-A	甘露糖结合凝集素-A	Mannose binding lectin-A
M-CSF	单核细胞集落刺激因子	Monocyte colony-stimulating factor
MFR	心肌血流贮备	Myocardial flow reserve
MIF	巨噬细胞迁移抑制因子	Macrophage migration inhibitory factor
MMP	基质金属蛋白酶	Matrix metalloproteinase
MNCs	单个核细胞	Mononuclear cells
MODS	多器官功能障碍综合征	Multiple organ dysfunction syndrome
MPO	髓过氧化物酶	Myeloperoxidase
MPs	微粒子	Microparticles
MPV	平均血小板体积	Mean platelet volume
MR	二尖瓣反流	Mitral valve regurgitation
MRA	磁共振成像	MR angiography
MRCA	磁共振冠脉血管成像	MR coronary angiography
MTX	甲氨蝶呤	Methotrexate
MyD88	髓样分化因子88	Myeloid differentiation factor 88
NAP	中性粒细胞碱性磷酸酶活性	Neutrophil alkaline phosphatase
NK cell	自然杀伤细胞	Natural killer cell
NLR	中性粒细胞/淋巴细胞比值	Neutrophil lymphocyte ratio
NT-proBNP	氨基末端B型脑钠肽原	N-terminal pro B brain natriuretic peptide
NO	一氧化氮	Nitric Oxide

英文缩写	中文名	英文全称
OPG	骨保护素	Osteoprotegerin
OR	比值比	Odds ratio
PAI-1	纤溶酶原激活物抑制剂-1	Plasminogen activator inhibitor-1
PBL	外周血淋巴细胞	Peripheral blood lymphocyte
PBMC	外周血单个核细胞	Peripheral blood mononuclear cell
PCI	经皮冠状动脉介入	Percutaneous coronary intervention
PCT	降钙素原	Procalcitonin
PCV7	7 价肺炎球菌结合疫苗	7 Pneumococcal conjugate vaccine
PD-1	程序死亡因子-1	Program death factor -1
PDMP	血小板源性微粒	Platelet-derived microparticle
PDW	血小板分布宽度	Platelet distribution width
PE	心包积液	Pericardial effusion
PEB	血管周围超声辉度	Perivascular echo brightness
PETCT	正电子发射计算机断层显像	Positron emission computed tomography
PGE2	前列腺素 E2	Prostaglandin E2
PHS-2	前列腺素 H_2 合成酶	Prostaglandin H_2 synthase
PMNL	中性粒细胞	Polymorphonuclear leukocytes
POBA	球囊血管成形术	Plain old balloon angioplasty
PT	凝血酶原时间	Prothrombin time
PTCRA	经皮经腔冠状动脉旋磨术	Percutaneous transluminal coronary rotational ablation
PWV	脉搏波传导速度	Pulse wave velocity
QTVI	QT 变异指数	QT variability index
RAG1	重排活化基因 1	Rearrangement activation gene 1
RAGE	晚期糖基化终末产物受体	Receptor for advanced glycation end products
RCA	右冠状动脉	Right coronary artery
RMS40	终端 40 毫秒的均方根振幅	Terminal 40-msec root mean square amplitude

英文缩写	中文名	英文全称
RNA	核糖核酸	Ribonucleic acid
ROS	活性氧代谢产物	Reactive oxygen species
ROR	维A酸相关孤独受体	Retinoic acid related orphan receptor
RSV	呼吸道合胞病毒	Respiratory syncytial virus
RV	轮状病毒	Rotavirus
SAECG	信号均一心电图	Signal-average electrocardiography
SAgs	超抗原	Super antigens
SBP	收缩压	Systolic blood pressure
SDNN	正常RR间期均值的标准差	Standard deviation from the mean of the normal R-R interval
SE	葡萄球菌肠毒素	Staphylococcal enterotoxin
SEB	金黄色葡萄球菌肠毒素B	Staphylococcal enterotoxin B
SEC	金黄色葡萄球菌肠毒素C	Staphylococcal enterotoxin C
SIADH	抗利尿激素分泌异常综合征	Syndrome of inappropriate secretion of antidiuretic hormone
SMR	标准死亡率	Standard mortality rate
SNHL	感音神经性听觉丧失	Sensorineural hearing loss
SPE	肺炎链球菌肠毒素	Streptococcus pneumoniae enterotoxin
SPEA	金葡菌致热外毒素A	Staphylococcus aureus exotoxin A
SPEB	金葡菌致热外毒素B	Staphylococcus aureus exotoxin B
SPEC	金葡菌致热外毒素C	Staphylococcus aureus exotoxin C
SPECT	单光子发射计算机化断层显像	Single photon emission computerized tomography
sTNFR1	可溶性肿瘤坏死因子受体1	Soluble tumor necrosis factor receptor 1
TF	组织因子	Tissue factor
TFPI	组织因子途径抑制物	Tissue factor pathway inhibitor
TG	甘油三酯	Triglyceride
TGF	转化生长因子	Transforming growth factor
TC	总胆固醇	Total cholesterol

英文缩写	中文名	英文全称
TIMP	基质金属蛋白酶组织抑制剂	Tissue inhibitor of metalloproteinase
TLR-2	Toll 样受体-2	Toll like receptor-2
Tmem	记忆 T 细胞	Memory T-lymphocyte
TNFR1	肿瘤坏死因子受体 1	Tumor necrosis factor receptor 1
TNFα	肿瘤坏死因子 α	Tumor necrosis factor-α
Treg	调节 T 细胞	Regulatory T-lymphocyte
TRIF	TIR 结构域接头分子	TIR-domain-containing adapter-inducing interferon-β
TSST-1	人毒性休克综合征毒素 1	Toxic shock syndrome toxin 1
TTR	转甲状腺素	Transthyretin
TXA$_2$	血栓素 A$_2$	Thromboxane A$_2$
UTC	超声组织学特征	Ultrasound tissue characterization
VCA	衣壳抗原	Viral capsid antigen
VLDL	极低密度脂蛋白	Very low density lipoprotein

索　引

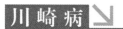